AF297607

TRAITEMENT

DES INFLAMMATIONS

ET

D'AUTRES MALADIES CHRONIQUES

DES ORGANES GÉNITO-URINAIRES

Par le Docteur L.-Aug. MERCIER

Lauréat de la Faculté de Médecine, des Hôpitaux, de l'Académie des Sciences
(*prix Monthyon*), de l'Académie de Médecine (1er *prix d'Argenteuil*);

Ex-professeur d'anatomie et de chirurgie spéciales,
ancien interne des hôpitaux, ancien secrétaire et membre honoraire de la Société anatomique,
président de la Société de Médecine de Paris, de la Société médico-pratique,
associé honoraire de la Société de Médecine de Londres,
de la Société de Médecine de Marseille, de la Société des Sciences naturelles de Dresde,
des Sociétés de Médecine de Bruxelles, de Gand, d'Anvers, etc., etc.

PARIS

V. A. DELAHAYE ET Cⁱᵉ, ÉDITEURS

23, PLACE DE L'ÉCOLE-DE-MÉDECINE, 23

—

1877

TRAITEMENT

DES INFLAMMATIONS

ET

D'AUTRES MALADIES CHRONIQUES

DES ORGANES GÉNITO-URINAIRES

TRAITEMENT

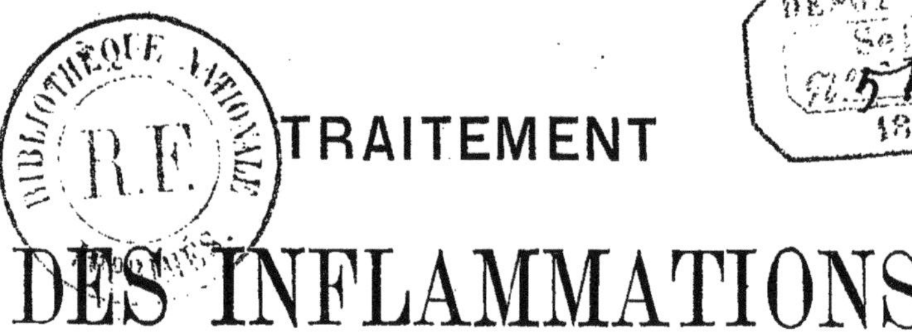

DES INFLAMMATIONS

ET

D'AUTRES MALADIES CHRONIQUES

DES ORGANES GÉNITO-URINAIRES

Par le Docteur L.-Aug. MERCIER

Lauréat de la Faculté de Médecine, des Hôpitaux, de [l'Académie des Sciences
(*prix Monthyon*), de l'Académie de Médecine (1er *prix d'Argenteuil*);

Ex-professeur d'anatomie et de chirurgie spéciales,
ancien interne des hôpitaux, ancien secrétaire et membre honoraire de la Société anatomique,
président de la Société de Médecine de Paris, de la Société médico-pratique,
associé honoraire de la Société de Médecine de Londres,
de la Société de Médecine de Marseille, de la Société des Sciences naturelles de Dresde,
des Sociétés de Médecine de Bruxelles, de Gand, d'Anvers, etc., etc.

<hr>

PARIS

V. A. DELAHAYE ET Cⁱᵉ, ÉDITEURS

23, PLACE DE L'ÉCOLE-DE-MÉDECINE, 23

1877

TRAITEMENT

DES INFLAMMATIONS

ET

D'AUTRES MALADIES CHRONIQUES

des organes génito-urinaires

Il y a longtemps déjà que j'ai entrepris un travail sur ces maladies ; j'en ai même publié une partie dans l'*Union médicale* de 1858 ; mais diverses circonstances sont venues arrêter cette publication. Or, le temps marche toujours, et comme un des principaux services que je crois avoir rendus à la science, est assurément l'extension que j'ai donnée à l'emploi du nitrate, ou plus exactement de l'azotate d'argent dans le traitement de ces maladies, je tiens à ne pas tarder davantage à résumer mes idées sur ce sujet.

Quelques mots extraits de ce que j'ai déjà publié sur le passage si fréquent de ces inflammations à l'état chronique, ne seront pas hors de place ici, car ils expliqueront et l'opiniâtreté de leur marche, et la difficulté de leur traitement.

Très-souvent elles succèdent à la blennorrhagie, dont tant de gens se font un jeu, pour ainsi dire, et qui pourtant empoisonne tant d'existences.

Celle-ci débute habituellement par la fosse naviculaire ; toutefois, si elle vient à s'étendre profondément, il semble qu'elle trouve dans la prostate son siége le plus favorable, car elle s'y implante pendant même que souvent elle abandonne les parties antérieures. La région profonde du canal

se trouvant alors balayée chaque fois que l'émission urinaire a lieu, le malade ne voit plus d'écoulement et se croit
faussement guéri; d'autres fois encore elle n'abandonne
que la portion moyenne, et la fosse naviculaire paraît seule
affectée.

On méconnaît, à plus forte raison, l'uréthrite profonde,
quand c'est elle qui a débuté, ce qui arrive fréquemment en
raison de la disposition qu'a la prostate à se prendre, et il
suffit pour cela d'abuser d'une manière quelconque des
organes génitaux, soit par des habitudes solitaires, soit par
un usage naturel, mais trop fréquent ou trop prolongé. Je
dois même prévenir des inconvénients d'une pratique fâcheuse qui me paraît faire des progrès: dans le but de prévenir la fécondation, des hommes se servent de condoms en
caoutchouc, munis à leur entrée d'un renforcement qui
étreint la verge; il en résulte, au moment de l'éjaculation,
une distension de la partie profonde du canal, et j'ai traité
des uréthrites chroniques qui m'ont paru n'avoir pas d'autre
origine.

Une cause fréquente, la plus fréquente peut-être d'uréthrite chronique profonde, c'est une âcreté particulière de
l'urine, due à l'usage de boissons, aliments, ou médica-
ments, tels que bière, vins blancs, asperges, cantharides,
diurétiques, etc. Quand ces substances ne sont employées
que passagèrement, avec modération, et que les organes
sont sains, il peut n'en résulter aussi que des phénomènes
de peu de durée, des besoins fréquents d'uriner, de la cha-
leur au passage de l'urine, des érections opiniâtres, et même
quelques pertes séminales; mais quand il y a déjà quelques
germes d'inflammation, l'irritation prend droit de domicile,
les accidents persistent et ne cèdent plus même à un régime
des plus réguliers. J'ai vu des vésicatoires permanents produire le même effet.

Enfin, dans d'autres cas, non moins fréquents peut-être,
ce n'est plus du dehors que proviennent les agents irritants;
ils se forment au dedans même de l'économie, et comme
l'appareil urinaire est le grand émonctoire dont la nature se
sert pour épurer l'organisme et rejeter au dehors tout ce qui

peut nuire au dedans, l'urine contient souvent en excès des éléments qui lui donnent des propriétés âcres, de l'acide urique, par exemple, des urates, surtout des oxalates, etc. Qu'arrive-t-il alors ? En raison de la susceptibilité de la région prostatique plus grande que celle de la vessie elle-même, le col de cet organe s'irrite, se contracte fortement et gêne le cours de l'urine ; alors la cystite prend de l'intensité, et acquiert une ténacité qu'elle n'aurait pas eue sans cette complication qu'il ne faut jamais perdre de vue dans le traitement.

Il est d'autant plus important de faire disparaître au plus vite l'uréthro-cystite, que si on la laisse persister, elle devient elle-même le point de départ de complications très-graves.

Un de ses premiers effets, c'est non-seulement un spasme, mais même une contracture du sphincter, d'où résulte une dysurie ou même une impossibilité d'uriner : l'évacuation incomplète de la vessie amène la distension et la congestion de la muqueuse, la musculeuse s'hyperthrophie, et si, en raison de cette augmentation de force et de puissance, elle étreint, condense outre mesure la muqueuse congestionnée, celle-ci se mamelonne, et le sang vient sourdre au sommet des mamelons, ce qui fait qu'il apparaît souvent avec les dernières gouttes d'urine, et quelquefois très-abondamment. Inutile de dire que, sous ces diverses influences, l'inflammation prend plus d'intensité ; les mamelons se dépouillent d'épithélium et même s'ulcèrent.

Le mélange continuel ou fréquemment répété du sang avec l'urine neutralise l'acidité de ce liquide ; la sécrétion de la muqueuse perd alors sa viscosité, cette membrane n'est plus protégée par sa sécrétion normale contre les liquides offensifs avec lesquels elle est en contact, et c'est ainsi que le mal aggrave le mal. Trop heureux quand une autre cause ne vient pas encore se joindre à celles déjà trop fâcheuses qui précèdent. Parfois, en effet, surtout quand l'urine est très-riche en matières phosphatiques, si le mélange du sang et du pus vient à l'alcaliniser, elle ne contient plus, à l'état libre, dans sa composition, l'acide qui naturellement y doit tenir ce sel en dissolution; celui-ci se précipite alors et forme des corps solides. Tantôt la précipitation a lieu en nappe, à la surface de la muqueuse, surtout au sommet des mamelons tomenteux, dont je parlais il n'y a qu'un instant, et y forme un véritable placage, sur lequel j'ai appelé l'attention dès 1856, et sur lequel nous reviendrons; tantôt

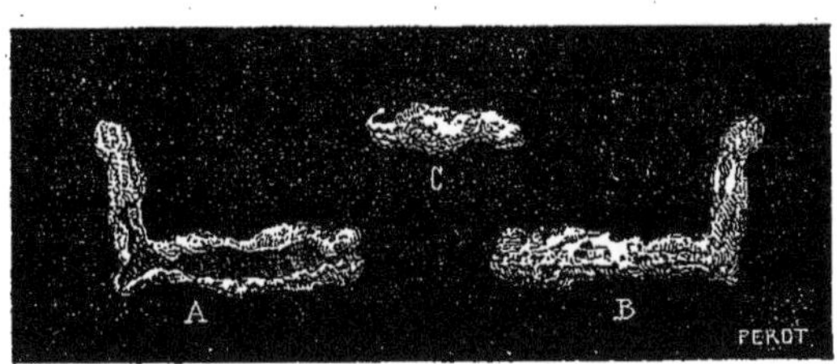

Fig. 1.

les différentes molécules s'agrègent et forment un noyau de forme irrégulière; tantôt et plus souvent, on trouve les deux formes dans la même vessie, ce qui tient, d'ailleurs, à ce que souvent ce sont des plaques de la première forme qui se sont détachées, se sont pelotonnées et sont devenues un noyau autour duquel de nouvelles molécules sont venues former de nouvelles couches. J'ai fait voir à l'Académie de médecine en 1864, et *Traité des sédiments, de la gravelle et de la pierre* (p. 73 et 507), que souvent les récidives des concrétions urinaires sont dues à ce qu'on n'a pas reconnu, et par conséquent à ce qu'on n'a pas averti le malade qu'il avait dans sa vessie des placages de ce genre, et qu'il devait se tenir sur ses gardes jusqu'à ce qu'ils se soient détachés et évacués.

Dans ces diverses circonstances, et principalement dans les dernières, du pus se produit en grande quantité, des lambeaux de muqueuse, qui étaient le siége des incrustations, se mortifient et se détachent, une véritable putréfaction s'établit; l'urine devient infecte, souvent même des organismes inférieurs y prennent naissance et, suivant M. Pasteur, activent la fermentation.

La plaque calcaire qu'on voit en A et B sur la planche première, a été rendue, pendant la vie, par un philosophe très connu : B représente la plaque vue par sa face vésicale;

A par l'autre face, détachée spontanément de la muqueuse et recoquillée par la dessiccation; C représente une autre plaque, détachée artificiellement par l'instrument qu'on verra fig. 5, p. 34, et pelotonnée sur sa face membraneuse.

Ce serait encore le lieu de dire que ces inflammations s'étendent fréquemment jusqu'aux reins, et déterminent, dans ces organes si importants à la vie, des altérations qui manquent rarement de devenir funestes.

Fréquemment aussi elles gagnent les organes génitaux. Dans les cas rares où le *verumontanum* a pu être examiné après la mort, on l'a trouvé rouge, boursouflé et quelquefois même ulcéré. Aussi les érections sont-elles fréquentes, opiniâtres; le malade peut à peine fermer l'œil sans en éprouver, bien que souvent il devienne impuissant aussitôt qu'il se réveille; des pertes séminales ont souvent lieu avec ou sans rêves, et les éjaculations, dans ces diverses circonstances, peuvent être sanguinolentes et accompagnées d'une douleur vive, comme si un charbon brûlant passait dans le canal. Dans certains cas, le sperme s'écoule à la moindre idée érotique et le coït ne peut avoir lieu; dans d'autres, il s'écoule même sans cela, par exemple au moindre effort pour aller à la garde-robe, et l'impuissance est plus ou moins absolue. Je n'ai pas besoin de dire que l'inflammation peut s'étendre jusqu'aux épididymes, aux testicules, et que les conduits spermatiques peuvent s'oblitérer, s'ossifier même dans un ou plusieurs points de leur étendue. J'en ai publié des exemples en 1844, dans mes *Recherches sur les valvules*, p. 124. Cette inflammation peut même avoir un retentissement sur les testicules et sur leur enveloppe séreuse; j'ai remarqué que les hydrocèles coïncident souvent avec une uréthrite profonde.

On voit à quels résultats nombreux, tenaces et graves, peut aboutir une simple uréthrite. De là vient que, de tout temps, les praticiens se sont évertués à lui trouver un remède. Malheureusement, s'il est vrai que la pauvreté de la science en moyens véritablement efficaces contre une maladie, est en raison directe du nombre de ceux qui ont été proposés contre elle, rien n'est plus difficile à guérir qu'une uréthrite, et surtout quand elle est chronique. Plusieurs raisons expliquent les difficultés qu'on rencontre. Une des conditions les plus essentielles pour prévenir l'uréthrite chronique, serait que l'uréthrique aiguë, à laquelle elle succède si souvent, fût mieux traitée qu'elle ne l'est la plupart du temps. Dans certains cas, ce sont les malades qui, incapables, même pour un moment, de mettre un frein à leurs appétits sensuels, ou non prévenus des conséquences fâcheuses que peut avoir une affection dont ils se font presque un jeu, n'observent aucune règle de régime, s'abandonnent à tous les écarts possibles et ne suivent aucun traitement : trop heureux quand ils ne se livrent pas à ces empiriques avides, qui se garderaient bien de contrarier leurs passions pour capter plus longtemps leur confiance, qui se garderaient, à plus forte raison, de leur conseiller un moyen héroïque, par cela seul qu'il est douloureux. D'autres fois, la faute en est à de vrais médecins, mais qui croient une phlegmasie uréthrale guérie du moment qu'il n'y a plus d'écoulement, et permettent trop tôt à leurs malades de cesser leur traitement et de revenir à leurs habitudes. Je ne saurais trop rappeler aux uns et aux autres ce qu'on doit penser de l'écoulement, du soin avec lequel on doit examiner tous les matins le premier jet d'urine, et de quelle importance il est de ne se départir de la sévérité du traitement, que quand les filaments qui s'y trouvaient n'existent plus, ou du moins quand, *légers et ténus, ils prouvent, en restant en suspension dans le liquide, et surtout en montant à la surface, qu'ils abandonnent les caractères du pus pour revenir à ceux du mucus.*

Une opinion qui, pour beaucoup de praticiens, devient une source d'erreurs, c'est que, l'urèthre étant enflammé, on doit toujours et dans tous les temps administrer aux malades des liquides émollients en grande abondance, *intus et extra,* pour éteindre la phlegmasie d'abord, et ensuite pour diminuer l'âcreté de l'urine. Eh bien, cette manière d'agir, qui est utile quand il s'agit d'une uréthrite suraiguë, l'est beaucoup moins lorsque sa violence est à son déclin, et j'ajouterai même qu'elle devient tout à fait nuisible quand celle-ci est tombée. Les boissons abondantes et les bains prolongés gorgeant d'eau le système vasculaire, toutes les sécrétions s'en trouvent augmentées, la sécrétion uréthrale comme les autres, ce qui entretient et même surexcite le travail morbide, cette sécrétion ayant perdu sa viscosité. De plus, l'urine se formant en grande quantité, les besoins d'uriner se renouvellent fréquemment, et la muqueuse uréthrale se trouve à chaque instant lavée, dénudée de son enduit protecteur, irritée par le passage d'un liquide qui, si étendu qu'on le suppose, n'est pas sans une certaine âcreté. Telle n'est pas la condition où se trouvent les bronches, le tube digestif enflammés, etc. Bien mieux, les parois de ces conduits ne se touchent même pas comme celles de l'urèthre, et chacun sait que le simple contact de deux surfaces cutanées ou muqueuses, surtout quand elles sont enflammées, est toujours une condition fâcheuse.

A toutes ces mauvaises influences, ajoutons les désirs vénériens, auxquels les malades ne peuvent pas toujours se soustraire malgré la meilleure volonté, puisque c'est souvent pendant le sommeil qu'ils se manifestent particulièrement.

Une cause d'uréthrite chronique provient de l'opinion trop généralement répandue relativement à l'innocuité des phlegmasies qui succèdent assez souvent à la masturbation, à des excès de coït avec une personne saine, ou à un simple rapprochement avec certaines femmes affectées de flueurs blanches ou menstruées, et sur la vertu desquelles il ne peut s'élever le moindre soupçon. Eh bien, ces uréthrites sont peut-être plus dangereuses, au point de vue qui nous occupe, que les virulentes, parce que, sous la dénomination peu alarmante d'*échauffements*, elles affectent souvent une marche bénigne et insidieuse, et que, par cela même qu'elles n'ont pas été gagnées à une source impure, elles semblent ne pas pouvoir avoir des suites fâcheuses; elles passent d'autant plus facilement à l'état chronique, que c'est surtont alors qu'on fait un usage presque exclusif des délayants.

Une autre cause fréquente encore de chronicité, ce sont certains vices généraux, tels que la goutte, le rhumatisme, dans lesquels les urines sont surchargées de certains sels ; signalons encore le vice herpétique. En effet, qu'il existe au sein de l'économie un virus ou un principe agissant sur son ensemble, il menace tous les organes et il se portera sur celui-là surtout où il est en quelque sorte appelé par un travail morbide. Aussi, qu'en pareil cas il s'arrête dans l'urèthre un gravier, que ce canal vienne à s'irriter, soit par le contact d'une matière âcre et infectante, soit par abus de coït ou des plaisirs solitaires, soit même par des désirs vénériens trop vifs ou trop longtemps comprimés, il pourra arriver que le vice général vienne se joindre à l'action locale et lui imprime ses caractères de chronicité et d'opiniâtreté. Je me suis même demandé (*Union médicale* de 1856) si, chez un individu affecté de syphilis constitutionnelle, une uréthrite simple ne pourrait pas prendre des caractères spécifiques.

Une cause de rétention d'urine, existant dans l'urèthre, pourrait jouer, à peu près, le même rôle que les causes que je viens de signaler ; mais sa présence, évidemment, n'est pas nécessaire pour expliquer les inflammations, ou, ce qui revient au même, les écoulements chroniques de ce conduit. Le plus souvent, au contraire, c'est l'inflammation qui, par sa persistance, amène l'altération organique, cause de la dysurie ; seulement, cette complication, lorsqu'elle survient, aggrave l'affection primitive. On a prétendu, par exemple, que les écoulements chroniques de l'urèthre sont toujours entretenus par un rétrécissement, et on a cru en fournir la preuve en faisant observer que le passage momentané des sondes ou bougies, répété à des intervalles convenables, est d'une grande efficacité contre eux. En 1844, cette proposition, émise à la Société de médecine d'Anvers, souleva des objections assez vives pour que cette Société ait cru devoir me faire demander, par l'organe de son Secrétaire, mon opinion sur la question controversée, et ma réponse fut insérée *in extenso* dans la *Gazette médicale* de 1848, p. 727. Eh bien ! aujourd'hui, plus qu'alors encore, je suis convaincu qu'il existe beaucoup d'écoulements chroniques de l'urèthre sans rétrécissement : souvent, et je le vois tous les jours, ce sont de simples spasmes des muscles qui entourent les régions profondes de ce canal, qu'on prend pour des rétrécissements.

D'ailleurs, il paraît évident que, sans rétrécissements ni spasmes, le passage méthodique de ces instruments, quelle que soit leur manière d'agir, modifie souvent l'inflammation chronique de l'urèthre et met sa membrane muqueuse dans un état plus favorable à la guérison. Mais, de là à la guérison elle-même, il y a loin encore, et si l'on examine les malades avec le soin que j'ai recommandé, on verra combien il est rare d'arriver à faire cesser ainsi toute hypersécrétion du canal.

Alors aussi les injections astringentes, faites aux doses ordinaires, peuvent être de quelque utilité, quoiqu'il soit difficile aux malades de les pousser jusque dans la région prostatique, siége le plus habituel du mal, avons-nous dit, et qu'il ne soit même pas prudent de les engager à le tenter. On a conseillé de remplir la région spongieuse, de fermer le méat et de presser ensuite d'avant en arrière sur le trajet de cette région, de manière à faire pénétrer de force, au delà de la région membraneuse, ce liquide dont la région spongieuse a été remplie. On y parvient en effet dans certains cas, mais presque toujours avec difficulté. Et comment en attendre une action efficace, quand on emploie une méthode qui la distend, et une injection que nous supposons peu active ? Il en sera à peu près de même si, comme on l'a encore conseillé, on pousse ces mêmes injections au delà de la portion membraneuse, à l'aide d'une sonde ouverte à ses deux extrémités. Il faut pour qu'il y ait bénéfice, et c'est là qu'est la difficulté, que la matière de l'injection fasse sensiblement plus de bien que ne cause d'irritation le moyen nécessaire pour la pratiquer. Il faut, de plus, que ces injections soient assez éloignées l'une de l'autre, pour que les manœuvres ne fassent pas disparaître à chaque instant le mieux obtenu ; il faut, en un mot, une méthode assez efficace pour qu'elle puisse faire un bien durable, quoique répétée à d'assez longs intervalles. Chercher à résoudre autrement ce problème, c'est chercher la pierre philosophale.

C'est ce qui fait que, depuis longtemps déjà, on a porté

dans ces organes, et particulièrement dans l'urèthre, un caustique solide. On regardait ce moyen comme le seul qui permît de détruire sans danger les caroncules ou carnosités auxquelles on attribuait toutes leurs maladies. C'est ce que faisaient le Portugais Philippe et A. Lacuna (*Lacunæ Method. cogn. et extirp. exerescentes in collo vesicæ carunculas*, 1551); mais, quand on eut reconnu que ces excroissances sont au contraire fort rares, et que les désordres qu'on leur attribuait sont presque toujours des effets d'une modification de la vitalité des parties due à une inflammation aiguë ou chronique de la muqueuse uréthrale, on comprit qu'il n'y avait rien à détruire, qu'il fallait même s'en garder; qu'il n'y avait qu'à remplacer la modification des tissus malades par une modification d'une autre nature.

C'est d'ailleurs le seul but que Ch. Bell dit s'être proposé en faisant usage du nitrate d'argent. « J'ai, dit-il, procédé par une analogie rigoureuse. Nous appliquons le caustique sur l'œil pour diminuer sa sensibilité et son irritabilité, non pour produire une eschare, et nous ramenons à l'état sain une surface ulcérée; nous appliquons le caustique en solution sur les ulcères les plus douloureux, et, en diminuant ainsi leur sensibilité, nous enlevons l'inflammation. » (*On the diseases of the uret.*, p. 98; 1822). Mais il se bornait à un procédé qui ressemblait beaucoup à ceux de Philippe et de Lacuna : on logeait le caustique dans une excavation pratiquée à l'extrémité d'une bougie.

Ce n'est qu'il y a une quarantaine d'années que Ducamp et Lallemand imaginèrent des instruments qui permirent de ne mettre le nitrate d'argent à nu qu'à volonté. Le meilleur, qui est la sonde à cautériser de ce dernier, peut être utile quand on veut agir dans le trajet du canal; mais il n'en est pas de même quand on veut, et c'est le cas le plus ordinaire, porter le caustique sur le col de la vessie : c'est ce dont on va juger.

D'abord, il n'est pas aussi facile que le dit l'auteur, de connaître au juste la longueur du canal. Il conseille pour cela d'introduire une sonde dans la vessie, de la retirer jusqu'à ce que l'urine s'arrête, de marquer le point correspondant à l'extrémité de la verge, de mesurer l'espace qui sépare ce point du dernier œil de l'instrument, et de mettre ensuite le curseur de la sonde à cautériser à pareille distance de l'extrémité vésicale, moins 12 ou 13 millimètres. Lorsqu'on aura introduit cet instrument jusqu'au curseur, ajoute-t-il, le bec sera à 12 ou 13 mill. de la vessie, et il suffira alors de pousser le mandrin d'une pareille étendue pour cautériser le col même de cet organe. On le retire ensuite, peu à peu, à mesure qu'on retire la sonde, de manière que, arrivé près du bulbe, il soit entièrement rentré dans sa gaîne (*Dict. de méd. et chir. pratiq.*, t. XIV, p. 559).

Mais, en supposant qu'on prenne toutes les précautions nécessaires pour ne pas plus tirailler la verge pendant l'introduction de la sonde à cautériser que pendant celle de la sonde évacuatoire, n'est-il pas évident qu'il suffira que leur courbure ne soit pas tout à fait la même pour que l'une arrive plus tôt que l'autre dans la vessie? Lallemand a si bien senti cet inconvénient que, dans son dernier ouvrage, il insiste fortement pour qu'on fasse le bouton terminal de son mandrin beaucoup plus gros qu'on ne le fait ordinairement, afin que si la sonde arrive dans la vessie, on puisse, en la retirant, sentir la résistance que ce renflement éprouvera au passage de l'orifice vésico-uréthral (*Des pertes sém.*, tome III, p. 396).

Moi, qui fais grand usage des sondes exploratoires terminées par un renflement olivaire volumineux, je puis assurer qu'il s'en faut de beaucoup que les sensations soient aussi distinctes qu'on pourrait le croire d'après ce passage, et encore est-on presque toujours obligé, pour arriver à quelque notion précise, d'imprimer à l'instrument plusieurs mouvements de va-et-vient qui n'ont pas grand inconvénient quand on se sert d'un instrument élastique, comme les sondes exploratoires de ce genre qu'on fait aujourd'hui; mais qui en ont beaucoup quand on se sert d'une sonde rigide comme la sonde à cautériser.

De plus, pour mettre à nu le caustique, on pousse le mandrin dans l'urèthre; mais ce mandrin, ainsi poussé, fait ordinairement beaucoup souffrir, parce qu'il froisse presque

toujours l'une ou l'autre paroi du canal, et que, dans les
cas dont il s'agit, il va presque nécessairement buter, par
son extrémité, contre la face inférieure de la valvule qui
ferme le col de la vessie.

Enfin, pour peu qu'il survienne d'erreur dans l'application
de cet instrument, ou bien on ne cautérise pas jusqu'au col
de la vessie, ou bien on pousse la cuvette porte-caustique
dans l'intérieur même du réservoir urinaire. J'ai donc cru
devoir imaginer un nouveau porte-caustique pour agir avec
précision sur les parties les plus reculées de l'urèthre, et
dont voici la figure.

Fig. 2.

Cet instrument se compose : 1° d'une gaîne en argent,
B F, de 22 cent. de longueur, de 6 mill. de diamètre, droite
dans presque toute son étendue; à 12 mill. de son extrémité
vésicale, elle se recourbe à angle de 100 à 110°, comme mon
cathéter explorateur qui est aujourd'hui connu de tous les
chirurgiens. La partie droite de cette gaîne présente, près
du coude, sur le côté concave, une fenêtre allongée de 4
cent. de longueur, H G; 2° d'une tige métallique entrant à
frottement dans la gaîne précédente et portant, près de son
extrémité vésicale, une cuvette qui, longue de 1 cent., occupe la moitié de son épaisseur et est destinée à loger le
caustique A. Cette extrémité doit être en platine, pour ré-
sister à l'action chimique du nitrate. La gaîne se termine, à
son extrémité externe, par un barillet long de 5 cent. D F,
portant une fenêtre E F de 4 cent. de longueur, et assez
large pour qu'un bouton à vis C, adapté à la tige porte-cuvette
A A', permette de présenter le caustique à tous les points de
la fenêtre E F.

A l'aide de ce mécanisme très-simple, on peut : 1° faire
exécuter à la tige un demi-tour dans un sens ou dans l'autre,

pour diriger la cuvette A du côté de la fenêtre ou du côté op-
posé, et par conséquent pour mettre le caustique dont cette
cuvette est munie, à nu ou à couvert; 2° imprimer à cette
cuvette des mouvements de va-et-vient tels qu'elle puisse, à
volonté, correspondre en haut, au milieu ou en bas de la
fenêtre de la gaîne H G.

Pour me servir de ce porte-caustique, je commence par
extraire la tige porte-caustique de sa gaîne, par remplir la
cuvette de nitrate d'argent pulvérisé, que je fais fondre à
une lampe à esprit-de-vin, après quoi je remets cette tige en
place et la munis de nouveau du bouton à vis C destiné à ré-
gler sa course; je la dispose de manière à ce que la cuvette
corresponde en haut de la fenêtre et regarde en arrière. Si
l'on serre la vis de sorte que son extrémité presse contre la
paroi opposée de la gaîne, le caustique se trouve fixé d'une
manière immobile.

Tout étant ainsi disposé, je graisse les bords de la fenêtre G H
avec un peu de suif, afin d'empêcher l'urine d'y pénétrer au
moment de son arrivée dans la vessie : le beurre ou le cérat
seraient trop mous, et la cire trop dure. Je vide la vessie,
j'introduis l'instrument ainsi apprêté et un peu huilé, jusqu'au delà de son col; j'examine celui-ci avec le bec, comme
je le ferais avec mon cathéter explorateur, et lorsque ce
bec accroche, pour ainsi dire, le bord postérieur de l'orifice,
que je suis sûr, par conséquent, que la fenêtre est tournée
vers la paroi correspondante du canal sur laquelle doit spécialement porter l'action du caustique, je tourne la cuvette A
de ce côté. Après un temps presque toujours très-court, qui
ne doit guère dépasser une demi-minute, je la referme. Quelquefois, avant de recouvrir le caustique, je lui fais faire un
tour complet et j'agis ainsi sur toute la circonférence du col.

Mais je n'ai ainsi cautérisé que la partie la plus élevée de
cet orifice. Si je veux agir plus bas, notamment au niveau
du *verumontanum*, qui en a presque toujours besoin, j'attire
la tige porte-caustique à un centimètre ou deux plus bas, et
j'agis ensuite absolument comme j'ai fait au col même; enfin
je peux cautériser plus bas encore, en attirant le caustique
en bas de la fenêtre, en H, et en agissant toujours de la même

manière, après quoi je retire l'instrument en même temps que je le ferme; j'évite ainsi de pincer la muqueuse entre les bords de la fenêtre et ceux de la cuvette. Ce soin n'est pas nécessaire, si l'on ne craint pas de toucher superficiellement la muqueuse de la région spongieuse; il suffit de retirer l'instrument en le tournant en spirale, mais avec rapidité. On se rappelle ce j'ai dit de la circonspection qu'exige la cautérisation de la région spongieuse.

Le premier effet de cette cautérisation est une douleur assez vive du canal et un ténesme vésical assez prononcé. Cette douleur, qui retentit dans le fondement et dans la fosse naviculaire, se fait surtout sentir au commencement et vers la fin de l'émission urinaire, et, malgré son acuité, j'ai vu beaucoup de malades qui la préféraient à la sensibilité sourde, obtuse, qu'ils éprouvaient auparavant.

Le ténesme s'accompagne, mais non constamment, d'une augmentation de la dysurie. Il est rare cependant qu'il survienne une rétention d'urine complète, et le malade, après quelques moments d'attente, finit presque toujours par se débarrasser. Le filet est d'abord mince, interrompu; il semble que c'est avec crainte que le col vésical le laisse échapper; il finit par prendre du volume, et le liquide qui, pendant presque tout le temps de l'émission, avait sa couleur habituelle, apparaît sanguinolent vers la fin. Ce suintement suit à peu près la même marche; il augmente d'abord pendant quarante-huit heures environ, après quoi il diminue pour disparaître à la fin du quatrième ou cinquième jour. Son existence annonce que la cautérisation a été suffisamment forte; mais il ne faut pas non plus que la congestion dure trop longtemps; c'est pourquoi je conseille habituellement au malade de rester en position horizontale, et de ne chasser l'urine qu'en cette situation, pendant tout le temps qu'elle apparaît rougeâtre. Quant à la douleur, elle dure un peu plus.

Ce n'est que quand les symptômes sont redevenus stationnaires qu'on revient à la cautérisation, si l'on juge encore convenable de la pratiquer. Si cette douleur se prolongeait un peu trop, quelques cataplasmes étendus depuis l'anus jusque sur l'hypogastre, des bains entiers, des quarts de lavement laudanisé, font grand bien; s'il survient une gêne trop grande pour uriner, il ne faut pas laisser le malade en proie à ce malaise, et le sonder ou lui conseiller de se sonder, chaque fois qu'il en aura besoin, avec une petite sonde élastique, à courbure fixe assez prononcée, afin que son bec ne frotte que le moins possible sur la paroi postérieure de la région prostatique que le caustique a principalement touchée : mes sondes coudées ou bi-coudées sont celles qui conviennent le mieux. On trouvera plus de détails encore dans mes *Recherches sur les valvules*, publiées en 1844 et 1848.

J'ai bien des fois pratiqué cette opération, et jamais je n'en ai vu résulter d'accident sérieux; à peine si j'ai vu survenir quelques légères orchites qui ne tardèrent pas à disparaître; une fois, une douleur vive persista pendant quatre ou cinq semaines, et s'accompagna de rétention complète d'urine, tandis qu'elle n'était qu'incomplète auparavant; mais je dois dire que, pendant huit jours, tout avait suivi la marche ordinaire, et que ce n'est qu'après que le malade se fut abusivement livré à des approches conjugales que survinrent les phénomènes dont je viens de parler.

Néanmoins, malgré son innocuité et son utilité, la cautérisation avec le nitrate d'argent solide laissait beaucoup à désirer. Indépendamment de l'action du caustique, l'introduction de l'instrument était assez douloureuse, à cause de sa rigidité, qui exigeait une certaine habileté de la part du chirurgien; et d'ailleurs, quoique Lallemand eût conseillé de l'appliquer dans la vessie, il était impossible de le faire convenablement. Il suffit d'y réfléchir pour s'en convaincre.

Je me demandai alors s'il ne serait pas possible de porter dans cet organe, avec une petite sonde élastique, des solutions de nitrate d'argent assez concentrées, au besoin, pour remplacer le nitrate solide; mais nous avons vu qu'il serait difficile de borner leur action et d'éviter certaines parties sur lesquelles on pourrait craindre, *à priori*, que leur contact ne produisît des conséquences fâcheuses, notamment des engorgements, des rétrécissements de la région spongieuse qui se présente en premier lieu. Néanmoins, les succès déjà obtenus me firent penser qu'il devait y avoir un correctif; car déjà les inconvénients des caustiques solides avaient fait songer aux caustiques liquides. Un médicastre du siècle dernier, Dibon, dont les publications ne donnent pas une haute idée, tant en science qu'en moralité, vanta beaucoup, contre les écoulements virulents de l'urèthre et du vagin, des injections contenant 1 gros de sublimé corrosif pour 4 onces d'eau. (Voy. *Mal. vén.*, d'Astruc ; trad. fr. de 1755 ; t. II, p. 396.) Ce traitement souleva une réprobation générale, et il était complétement oublié lorsque Carmichael, chirurgien en chef de l'hospice des vénériens de Dublin, proposa des injections de 10 grains de nitrate d'argent pour 1 once d'eau, contre la *blennorrhagie*. C'est Daniel, de Cette, qui, traitant un capitaine affecté de blennorrhagie *chronique*, avec pertes séminales et catarrhe de la vessie, et ne pouvant, à cause du resserrement convulsif dont ce canal était le siége, introduire un instrument métallique pour cautériser directement les orifices des canaux éjaculateurs, injecta *dans la vessie*, le 23 décembre 1837, 125 grammes d'eau distillée, contenant 1 gr. 70 centigr. de nitrate d'argent. Cette première injection amena une amélioration sensible et du catarrhe et des pollutions diurnes. Le 20 janvier, deuxième injection contenant 50 centigrammes de nitrate pour 32 grammes d'eau. Dès le lendemain, le capitaine vint, tout rayonnant de joie, annoncer qu'il avait eu des érections réitérées et énergiques. Voyant que chaque injection améliorait son état, Daniel porta la dose du sel à 80 c. pour 32 grammes d'eau ; la guérison fut complète le 8 mars, et, le 31 juillet 1841, elle persistait, si bien que le malade s'était marié et avait sa femme enceinte (*Journ. de la Fac. méd. prat. de Montpellier. — Journ. des Conn. méd. chir.*, mai 1842). Un an ou deux après cette publication, M. Debeney employa beaucoup les injections caustiques : c'était le nitrate d'argent comme Daniel, mais dans le même but et aux mêmes doses que Dibon employait le sublimé (*Mém. sur le Trait. abortif de la blennorrhagie*, 1843). Quoique ces sels aient beaucoup d'analogie dans leur action sur les organes, cependant je préfère, en général, le nitrate d'argent qui m'a semblé moins douloureux, et dont l'action coagulante ne lui permet pas de pénétrer profondément dans les tissus, même quand on l'emploie assez concentré, mais qui a l'inconvénient, à dose un peu forte, de tacher le linge en noir. On peut, d'ailleurs, les substituer l'un à l'autre suivant l'exigence des cas; mais je dois prévenir que, si l'on veut dissoudre une certaine quantité de sel mercuriel, il faut y ajouter un peu d'alcool.

Debeney, viens-je de dire, employait beaucoup les injections de nitrate d'argent comme moyen de faire avorter les blennorrhagies aiguës ; moi aussi je les ai passablement employées à cette époque ; mais je n'ai pas tardé à en restreindre beaucoup l'emploi dans ces circonstances. Ce n'est pas que les assertions de Debeney m'aient paru exagérées ; mais il pratiquait, je pense, dans des conditions qui auraient pu le faire croire. En sa qualité de médecin militaire, il avait souvent affaire à des uréthrites au début, n'ayant pas encore pénétré profondément dans l'épaisseur des tissus ; les malades civils, au contraire, ne s'adressent ordinairement à leur médecin que quand la maladie a déjà *une certaine durée* et a envahi une certaine épaisseur de tissus, double raison pour qu'il soit plus difficile de la déraciner, ou même pour qu'elle gagne plus profondément : aussi ai-je vu plusieurs fois des abcès ou des rétrécissements se produire. Et puis, il ne se défiait peut-être pas assez de la région spongieuse.

Conséquemment, j'ai à peu près complétement renoncé au traitement abortif de la blennorrhagie aiguë : je ne l'essayerais actuellement que dans des conditions toutes spéciales, quand, par exemple, les malades étant sur le point de se marier, verraient leur mariage fortement compromis par la maladie, et quand celle-ci serait encore à son début. Heureusement qu'ils attendent généralement peu en semblables circonstances, et s'entourent de toutes les précautions propres à prévenir les accidents inflammatoires.

Aujourd'hui, c'est presque uniquement à combattre les inflammations chroniques que, dans ma pratique, je borne l'emploi des injections nitratées dans la région spongieuse, et surtout au méat, où l'inflammation prend malheureusement bien souvent une marche chronique; le nitrate d'argent solide, même appliqué avec la plus grande circonspection, peut avoir de fâcheux résultats et donner lieu à des rétrécissements; or, chacun sait combien ils sont durs et rebelles en cet endroit. Ils le sont moins plus profondément; mais il faut encore, même alors, se défier de la prostate et des testicules.

Il n'en est plus de même des injections nitratées dans les cas d'uréthrites chroniques. Je ne les emploie toujours qu'à doses très-modérées dans la région spongieuse; mais, même à d'assez fortes doses, je ne les ai presque jamais vues causer d'accidents au delà de la région membraneuse. Il est vrai que la manière dont je les emploie s'y oppose presque infailliblement, comme on le verra bientôt.

Depuis longtemps déjà, j'avais remarqué, et c'est une particularité trop peu connue que j'ai signalée, p. 310 de mes *Recherches* de 1856, que toute injection qu'on fait en *deçà* du point où la région membraneuse traverse l'aponévrose moyenne du périnée, *revient* autour de la sonde, tandis que toute injection que l'on fait *au delà, va dans la vessie*, même quand celle-ci est distendue : ainsi, même quand l'urine ne peut franchir l'orifice uréthral de haut en bas, malgré les plus grands efforts, celui-ci se laisse facilement traverser de bas en haut : circonstance dont mes travaux sur sa structure et son occlusion donnent seuls l'explication. Ce n'était certainement ni l'importance ni la singularité qui manquaient à mes remarques sur ce sujet, et pourtant personne n'y a fait attention, sauf M. Reliquet, qui m'a rendu justice devant la Société de médecine de Paris, tant il répugne, dans le monde médical, qui se vante d'être exempt de préjugés, d'admettre qu'on puisse faire une découverte anatomique en dehors des amphithéâtres et des corps officiels. Et puis, comment les élèves sauront-ils que telle découverte est de tel ou tel, étranger à toute coterie, si leurs maîtres se gardent de le leur dire?

On va voir une des conséquences de celle que je viens de rappeler.

Quand je ne veux agir que sur la région spongieuse, je me

borne à de faibles doses, de 15, 25 à 50 cent. de nitrate pour
125 grammes d'eau distillée ; j'ai déjà dit que cette quantité me sert ordinairement pour trois injections que je fais
à deux ou trois jours d'intervalle. On peut se borner à les
pousser avec une seringue uréthrale ordinaire, qu'on applique à l'orifice externe du canal, sans avoir besoin de
le comprimer au delà du bulbe et en évitant même de le
faire.

On pourrait se servir d'une petite sonde élastique qu'on
introduirait jusqu'au bulbe, sans le dépasser, et à travers
laquelle on pousserait l'injection qu'on laisserait revenir par
le méat autour de la sonde.

Quand je veux agir au delà de la région membraneuse, je
me borne quelquefois à la formule précédente ; souvent cependant, pour la même quantité d'eau distillée, je porte
celle de nitrate à 75 cent., 1 gramme et même plus ; mais
rarement d'emblée, comme je l'ai fait souvent autrefois. Je
me suis aperçu que, dans la plupart des cas, ce n'est pas
nécessaire.

Enfin, quand je veux agir principalement dans la vessie,
je vais souvent, pour la même quantité d'eau distillée, à
2, 3, 5 grammes, et il m'est même arrivé de voir un étudiant
en médecine anglais, qui s'était si bien trouvé de ces
proportions, qu'il alla, de son chef, jusqu'à 5 grammes
pour 30 grammes d'eau. J'ai déjà dit que, contrairement à ce
qu'on croyait autrefois, la vessie est beaucoup moins sensible
que l'urèthre ; aussi n'y eut-il d'autre accident qu'un peu
d'hématurie. Rappelons, d'ailleurs, que la propriété qu'a le
nitrate d'argent de coaguler l'albumine des tissus, ne lui permet
pas d'agir profondément, même à un état de grande concentration. Ajoutons que, tout en ayant la précaution de bien
laver la vessie avant l'injection, il ne tarde pas à y arriver,
avec l'urine, du chlorure de sodium ou sel marin, qui décompose le nitrate avec une extrême rapidité ; c'est ce qui fait
que je laisse, bientôt après l'injection, sortir sans crainte
par l'urèthre une assez forte solution que je me serais bien
gardé d'y pousser directement.

On a reproché aux injections d'être difficilement limitées

au siége du mal et d'agir sur une surface trop étendue : au lieu d'être un danger, c'est presque toujours au contraire une nécessité. C'est surtout dans la cautérisation du col de la vessie que ce reproche leur a été adressé; mais c'est alors surtout qu'il faut agir ainsi : il est rare que cette inflammation ne s'étende pas plus ou moins à la vessie elle-même; or les injections atteignent aisément toute la surface malade, tandis que, si l'on pratique la cautérisation avec des instruments rigides, il est presque impossible de toucher tout sans de rudes frottements, et, au bout de peu de temps, le mal reprend le terrain perdu. Il paraît qu'il en est de même de ces instillations qu'on a beaucoup vantées; aussi, contrairement à mes résultats, M. Pouliot les a-t-il vues moins bien réussir dans l'inflammation du corps de la vessie que dans l'uréthrite et dans la cystite du col (*De la cyst. du col,* p. 60, 65 et 75; 1872). Et d'ailleurs, admettons que les injections aient l'inconvénient de dépasser la surface malade, je regarde comme un inconvénient beaucoup plus sérieux de l'instillation de quelques gouttes, de ne pas la toucher tout entière. Certainement un peu trop vaut mieux que pas assez en pareil cas. J'ai donné le précepte de pousser les injections de nitrate jusque dans la vessie, p. 310 de mes *Recherches* de 1856; je trouve étonnant qu'on fasse honneur de ce traitement à un chirurgien qui certes n'y songeait même pas alors (Pouliot, *loc. cit.*, p. 88).

Quant au procédé que je suis, rien n'est plus simple : il n'y a pas de médecin, je pourrais dire qu'il y a peu de malades qui ne puissent le mettre à exécution. Une sonde en gomme élastique de 3 ou 4 mill. de diamètre, n'ayant qu'un seul œil, et boutonnée à son extrémité, une seringue en cristal ou en ivoire, ou en caoutchouc durci, pouvant contenir 45 ou 50 grammes de solution; ajoutons une seringue à hydrocèle pour laver les organes. Tels sont les seuls instruments nécessaires.

La manière de manœuvrer dans l'inflammation chronique de la région spongieuse, est la même que celle qu'on emploie dans les inflammations aiguës, rien, par conséquent, de particulier à en dire; mais le plus souvent, ai-je fait observer, la partie profonde du canal est atteinte, et il faut agir alors sur toute son étendue.

La position verticale du patient devant le chirurgien assis, est en général la plus commode. Cependant, et surtout la première fois, cette position détermine parfois la syncope; si on le craignait, on étendrait le malade sur un lit ou sur un canapé; ou, au besoin, sur le parquet.

Rappelons ici cette particularité anatomico-physiologique dont je parlais il n'y a qu'un instant, et qu'on a d'autant plus négligée qu'elle est plus importante; c'est que toute injection qu'on pousse en deçà du point où la région membraneuse traverse l'aponévrose moyenne du périnée, revient autour de la sonde, tandis que toute injection qu'on pousse au delà de cette aponévrose, passe plus loin et va jusque dans la vessie, même quand celle-ci est distendue. Si l'on se fût donné la peine d'examiner les choses d'un peu près, et de vérifier les travaux que j'ai fait connaître sur ce sujet dès 1840, dans les divers volumes de mes *Recherches*, et que j'ai démontrés, pièces en main, pendant vingt ans, dans mes cours de l'École pratique, on saurait aujourd'hui comment fonctionne le col de la vessie, comment surviennent ses plus graves maladies, et comment, prises à temps, il est quelquefois si facile d'y remédier; tandis qu'aujourd'hui encore, on patauge comme à plaisir. Et cependant on va voir une des conséquences, la moindre peut-être, de celles auxquelles m'a conduit cette découverte.

La plupart des inflammations chroniques de l'urèthre ont leur siége dans sa partie profonde. Quand on est sûr qu'elle y est exactement limitée, et qu'on est convaincu que le nitrate d'argent est le moyen le plus certain de la détruire, il faut l'employer solide; aussi ne suis-je pas étonné que quelques chirurgiens préfèrent cette méthode aux injections, malgré l'imperfection de l'instrument de Lallemand, qui leur sert à l'appliquer. Si, à l'exemple de quelques autres, ils le poussent en solutions plus ou moins concentrées, aux doses de 4, 5, 8, 15 gouttes, sous le nom d'instillations, eh bien, qu'ils soient sûrs d'une chose, c'est que même leurs quelques gouttes passent presque toutes dans la vessie, et, en restât-il quelques-unes dans le canal, elles y seraient presque instantanément décomposées par les chlorures de la moindre quantité d'urine qui viendrait à sortir de la vessie. Rien donc d'étonnant qu'elles aient si incomplétement réussi.

Pour moi, si je ne veux agir que sur la partie profonde de l'urèthre, au moyen d'injections, je laisse la vessie pleine d'urine, ou, si elle n'en garde pas, je pousse dans cet organe un demi-verre d'eau salée, ou même simplement un verre d'eau de fontaine : la sonde précédente et la seringue à hydrocèle suffisent. On retire alors cette sonde, de manière à ce que son œil corresponde immédiatement au-dessus de la région membraneuse. Pendant que, d'une main, je la maintiens dans cette position, de l'autre je fais l'injection avec beaucoup de lenteur, pour qu'elle ait le temps d'agir sur la partie du canal qu'elle traverse de bas en haut. Le plus souvent, je pousse tout ce que la seringue contient; on en pousserait moins si on le croyait suffisant, et une seconde seringue, au contraire, si on le jugeait convenable, puisque alors le liquide injecté, ayant passé immédiatement dans la vessie, on aurait le temps de remplir de nouveau la seringue et de l'adapter à la sonde.

On voit qu'on injectera le liquide modificateur à la dose qu'on voudra, pendant le temps qu'on voudra, et cela de la manière la plus facile.

Si, après avoir agi sur la région profonde, je veux en faire autant sur la région spongieuse, comme le liquide, à son retour de la vessie, sera mêlé à l'urine ou à l'eau salée, et par conséquent décomposé et inerte, je retire la sonde en deçà de la région membraneuse, et j'y pousse ce que je juge convenable et à un degré convenable de concentration. Si on le préférait, on pourrait encore faire cette dernière partie de l'opération en appliquant la seringue sur le méat.

Quand on veut n'agir que sur la vessie, l'opération est encore plus simple, puisqu'il suffit d'y introduire la sonde, de la laver avec une injection d'eau tiède, ou mieux encore d'eau distillée; après que celle-ci en est sortie, on y pousse l'injection nitratée, qu'on laisse 4 ou 5 minutes en place, et même plus.

Mais le plus souvent, l'urèthre tout entier et la vessie ont besoin d'éprouver l'action du nitrate d'argent à doses plus ou moins fortes.

Quand je veux, et c'est le cas le plus ordinaire, agir à la fois dans toute l'étendue du canal et de la vessie, je commence par introduire la sonde dans ce dernier organe ; je le lave à l'eau tiède, ordinaire ou distillée, et j'évacue celle-ci jusqu'à la dernière goutte, en notant le point où l'œil de la sonde correspond au col ; puis je retire cet œil en bas de la région prostatique, et alors l'eau que je pousse lave à son tour la région profonde du canal en montant dans la vessie, et finalement je le retire dans le bulbe en même temps que je continue de pousser de l'eau qui lave la région spongieuse en sortant par le méat.

Je repousse alors la sonde dans la vessie jusqu'à ce qu'elle ait franchi le col et que l'eau qui s'y trouve jaillisse ; par quelques mouvements de va-et-vient, je fais tout sortir jusqu'à la dernière goutte, en prenant garde que l'œil s'éloigne beaucoup de l'orifice, et, quand je suis ainsi bien sûr qu'il n'y a plus rien dans la vessie, je retire de nouveau la sonde jusqu'à ce que son œil se trouve en bas de la région prostatique, à 3 ou 4 centimètres du col vésical. Le malade lui-même, ou bien un aide, la fixe en place en comprimant le méat sur elle, et l'opérateur pousse avec lenteur les quatre cinquièmes de l'injection nitratée. Celle-ci passe dans la vessie, après quoi on retire tout doucement la sonde et la seringue, qui laisse ainsi le reste de son contenu dans la région spongieuse, où celui qui comprime le méat le maintient en place pendant 5 ou 6 minutes.

On cesse alors la compression. La partie de la solution restée dans le canal sort sous forme de liquide laiteux, cailleboté, et, si elle est un peu concentrée, elle ne tarde pas à devenir noirâtre au contact de la lumière, elle noircit le linge qu'elle touche, ainsi que les mains de l'opérateur s'il n'y prend garde ; il faut que celui-ci se place, non pas en face du malade, mais de côté, afin que, si l'injection venait à être rejetée avec force entre le canal et la sonde, il ne soit pas atteint par elle. Mettre également à l'abri tout ce qui a quelque valeur. Si, nonobstant, un accident de ce genre arrivait, il est utile de se rappeler qu'une solution d'iodure ou de cyanure de potassium enlève les taches produites par le nitrate d'argent. Sous ce rapport, la solution de sublimé est bien moins désagréable; mais on aurait à craindre l'absorption, quand on en injecte une certaine quantité. D'autre part, il paraît qu'une solution d'un gramme de ce sel dans 30 grammes d'eau distillée enlève très-bien les taches de nitrate d'argent.

Ce n'est pas seulement chez l'homme que les inflammations des organes excréteurs de l'urine peuvent se manifester; elles sont moins fréquentes chez les femmes, mais peut-être sont-elles, chez elles, plus tenaces et plus douloureuses. Elles reconnaissent les mêmes causes, la propagation des phlegmasies aiguës et chroniques des organes voisins, et notamment les suites de couches.

La cautérisation de l'urèthre et du col de la vessie peut se faire également avec mon porte-caustique, d'après le même procédé que celle de la partie profonde de l'urèthre chez l'homme; mais les injections nitratées exigent des manœuvres spéciales.

On introduit la sonde élastique à œil unique et à extrémité boutonnée. Dans ce cas, il est plus indispensable que pour l'homme que le bouton soit à 3 centimètres au moins de l'œil. On lave d'abord la vessie, et ensuite l'urèthre, en retirant peu à peu la sonde en même temps qu'on pousse l'eau jusqu'à ce qu'elle sorte au dehors; on repousse ensuite la sonde tout en continuant d'y injecter de l'eau, et on repète cette manœuvre un certain nombre de fois, jusqu'à ce qu'enfin on évacue l'eau claire jusqu'à la dernière goutte.

Si l'on ne veut agir que sur le canal, on fait, par la même sonde, une injection d'eau légèrement salée, et, quand la vessie en contient une suffisante quantité, on retire la sonde jusqu'à ce que cette eau cesse de s'écouler par elle. On prend alors la seringue chargée de la solution nitratée, et on pousse ce liquide doucement en retirant peu à peu la sonde, jusqu'à ce qu'il sorte du canal; puis on repousse doucement sonde et liquide de 3 ou 4 centimètres, d'une longueur égale à celle du canal ; cela fait, on retire comme précédemment, en continuant de pousser, et ainsi de suite jusqu'à ce qu'on ait épuisé ce qu'on se proposait d'injecter.

On voit que, dans ces mouvements de va-et-vient, le liquide modificateur a constamment coulé dans le canal ; que celui qui arrive dans la vessie s'y trouve immédiatement décomposé par le chlorure qu'il y rencontre, et que celui qui sort en deçà du méat n'agit que sur le vestibule, où son action est presque toujours utile, à ce point qu'il est souvent ensuite nécessaire de le toucher soit avec le crayon de nitrate, soit avec une solution plus concentrée que celle qui a servi à l'injection, au trentième ou même au vingtième.

Plus souvent encore chez la femme que chez l'homme, proportionnellement, on est obligé d'agir à la fois sur l'urèthre et sur la vessie. Le procédé est évidemment le même que dans le cas précédent, avec cette différence qu'après avoir lavé celle-ci, on la vide jusqu'à la dernière goutte, de manière à ce que la solution nitratée qui y arrive y conserve assez longtemps un degré suffisant de concentration.

Il est bon, dans tous les cas, surtout s'il y a beaucoup de mucus ou de pus dans la vessie, de la laver à grande eau, quelques heures après l'injection, pour n'y pas laisser séjourner ce qui aurait pu s'y coaguler au contact du nitrate.

Les phénomènes consécutifs sont à peu près les mêmes chez les deux sexes, et je me conduis à peu près de la même manière. Le premier effet de cette injection est une douleur brûlante, principalement dans le trajet de l'urèthre, plus sensible, ai-je déjà dit, que la vessie. Les besoins d'uriner deviennent fréquents, impérieux. Je recommande au malade de se mettre en position horizontale aussitôt après, et d'uriner sur le côté, parce que, dans cet état, les besoins de pousser auront moins de puissance. En général, ce malaise ne dure guère avec cette intensité que de 15 à 25 minutes, puis il diminue graduellement ; après une heure, il est très-supportable, et, dans la soirée, il est presque nul.

J'ai vu nombre de malades qui le préféraient à l'agacement indéfinissable qu'ils éprouvaient auparavant. D'ailleurs, ce premier moment peut être singulièrement adouci par un bain entier ou un bain de siége un peu chaud ; un cataplasme, également chaud, étendu depuis l'anus jusque sur le ventre, un quart de lavement laudanisé, peuvent aussi être utiles. Je n'ai jamais vu ces injections nécessiter des évacuations sanguines, et souvent, dès la première nuit, les besoins d'uriner sont moins fréquents, moins désagréables que la nuit précédente.

On a dernièrement fait la découverte qu'une deuxième injection caustique est sensiblement moins douloureuse que la première, et la troisième que la seconde : on a, j'aime à le croire, tout simplement jugé inutile de consulter la page 313 de mes *Recherches* de 1856.

Quand la vessie se vide bien, l'urine ne tarde pas à s'éclaircir d'une manière notable ; seulement elle arrive souvent sanguinolente vers la fin de l'émission. Quoique cette apparition soit généralement un assez bon signe, surtout après la cautérisation solide, cependant il ne faut pas l'exciter outre mesure, en se laissant aller à des efforts immodérés d'expulsion. En tout cas, on peut être tranquille ; je n'ai jamais vu cette exhalation atteindre des proportions inquiétantes, même dans un cas où plus tard la présence d'un cancer de la paroi postérieure de la vessie fut constatée par l'exploration d'abord, et plus tard par l'autopsie. (*Rech.* de 1856, p. 315.)

Presque toujours, le lendemain de l'injection, l'urine a perdu sa mauvaise odeur, si elle en avait, et repris une limpidité qui étonne ; elle est devenue neutre ou même acide, et la sécrétion de la muqueuse vésicale, de glaireuse est redevenue puriforme. Pendant les trois ou quatre premiers jours, je mets les malades à l'usage de boissons, non pas très-abondantes, mais adoucissantes et mucilagineuses, rarement diurétiques ; je cherche à adoucir les urines, mais non à provoquer une sécrétion trop active qui fatiguerait les organes.

Tant que l'urine s'éclaircit, j'attends et me borne à ces

moyens ; mais il est rare qu'une seule injection suffise : presque toujours, au bout de trois ou quatre jours, l'amélioration s'arrête, et je fais une seconde injection comme la première. Les phénomènes de réaction sont presque toujours, ainsi que je viens de le dire, beaucoup moins vifs que la première fois, ce qui est un bon signe, car il tient évidemment à ce que la sensibilité, par conséquent l'inflammation, a perdu de son intensité. Je continue les moyens adoucissants, et aussitôt que l'état est redevenu stationnaire, je refais une injection nitratée, et ainsi de suite : ordinairement trois ou quatre suffisent.

Du moment qu'on ne gagne plus rien, il faut voir si la vessie se vide complétement, sinon la vider une ou deux fois par jour avec une petite sonde élastique ; on fait par là même occasion des lavages avec une solution d'acide phénique au millième, ou plus concentrée si la sensibilité des organes le permet. Les injections térébenthinées, opiacées, légèrement astringentes, peuvent aussi être essayées avec avantage. En tout cas, il faut rechercher avec un nouveau soin si le catarrhe ne serait pas entretenu par des complications, par une pierre dans la vessie, par un placage de sa muqueuse, si la sécrétion muco-purulente ne proviendrait pas de l'un ou des deux reins. Si l'on ne trouvait rien on pourrait, au bout de quelque temps de repos, de traitement général approprié, d'applications révulsives sur la région lombaire, une saison de campagne, d'eaux, de douches, d'hydrothérapie, revenir aux injections nitratées ou recourir à la cautérisation solide du col de la vessie. J'ai vu aussi, bien des fois, les balsamiques, le cubèbe, le copahu, la diosmée crénelée, la pareira brava, l'uva ursi, qui avant le traitement local étaient restés sans effet, donner plus tard de bons résultats. En général, il faut n'essayer les bains sulfureux et les bains de mer, qu'on conseille souvent, qu'avec une grande circonspection ; je les ai vus quelquefois augmenter évidemment l'irritation, sans doute par suite de l'absorption des sels que ces eaux renferment.

Un moyen curatif, ou plutôt adjuvant du nitrate, que j'ai proposé dans mes *Rech. sur les valv.*, 2ᵉ édit., p. 432, 1848 ;

est une sonde-seringue, dont voici la figure, et qui me per-

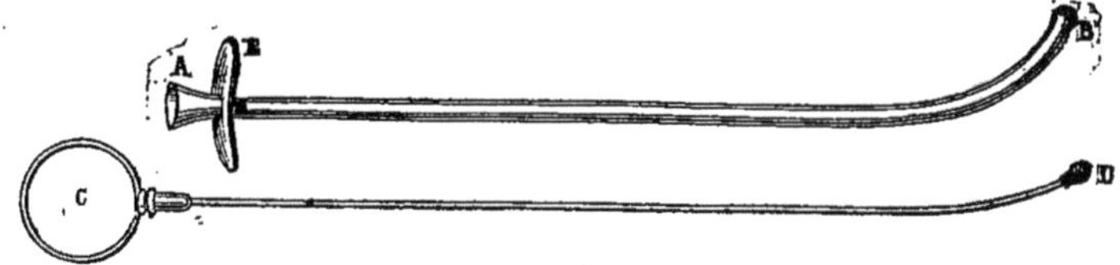

Fig. 3.

met de porter, dans la partie la plus reculée du canal, des
pommades et même des topiques pulvérulents qui en iso-
lent les surfaces malades (V. p. 11). On introduit une suffisante quantité de substance médicamenteuse par l'enton-
noir A ; puis, à l'aide du piston C D, on la pousse jusqu'au bec
de la seringue B ; on introduit celle-ci dans le canal jusqu'aux
surfaces qu'on veut isoler. Cela fait, avec la main gauche on
maintient l'anneau C du piston immobile, tandis qu'avec la
droite on retire le tube AB assez en avant pour laisser libre dans
le canal une quantité convenable de ladite substance médicamenteuse. Cette opération se fait en position horizontale,
et le malade reste dans cette même position autant de temps
qu'il veut ou peut la garder. Il se met alors debout, rend
l'urine, et celle-ci entraîne ce qu'elle rencontre dans l'urèthre. Les substances que j'ai le plus souvent employées, à
doses diverses, selon la sensibilité des organes, sont le sous-
nitrate de bismuth, les préparations opiacées, astringentes,
telles qu'acétate de plomb, sulfate de zinc, de cuivre, nitrate
d'argent, colombo, kino, tannin.

On trouvera, dans mes *Recherches* de 1856, plusieurs cas
d'inflammations chroniques très-remarquables et qui, après
avoir résisté à une foule de traitements, avaient cédé aux
injections nitratées, entre autres une observation dont je
parlais il n'y a qu'un instant, et dans laquelle une amélioration sensible eut lieu, malgré une tumeur cancéreuse de
la paroi postérieure de la vessie.

Enfin une maladie, dans le traitement de laquelle les injections nitratées sont appelées à remplir un rôle des plus

importants, ce sont les affections calculeuses, et cela dans deux circonstances très-différentes.

J'ai déjà dit que, dans certains cas de cystite chronique, un dépôt de molécules salines, et particulièrement phosphatiques, se fait à la surface de la membrane muqueuse, là surtout où une dénudation de cette membrane favorise leur adhésion, de sorte qu'il vient un temps où celle-ci se trouve recouverte d'un véritable placage qui peu à peu détermine la mortification des surfaces auxquelles il adhère. Cette complication de l'inflammation est des plus fâcheuses, parce que, de ce travail de putréfaction résulte une urine plus alcaline encore et la précipitation plus rapide des molécules salines. La maladie marche donc presque nécessairement vers une issue fatale.

Eh bien, les injections nitratées m'ont donné, dans des cas de ce genre, des résultats auxquels j'étais loin de m'attendre; car, d'abord, je croyais n'avoir affaire qu'à des inflammations opiniâtres; mais, quelques jours après les avoir pratiquées, je voyais non-seulement des grains calcaires plus ou moins volumineux et nombreux sortir avec les urines et les lavages, mais encore des plaques entières, membraneuses d'un côté, calcaires de l'autre, et se recoquillant du premier côté, par suite de sa dessiccation. J'ai donné, p. 8, la figure de pièces de ce genre que j'ai présentées à l'Académie de médecine en 1864, et décrites page 508 de mon *Traité des sédiments, de la gravelle et de la pierre*, avec développements relatifs à l'influence des néphrites chroniques sur leur production. J'ai déjà dit comment la pierre en favorise la formation en altérant la muqueuse; je n'ai pas besoin d'ajouter que, dans d'autres cas, ce sont au contraire les placages qui, en se détachant et se pelotonnant dans la vessie, deviennent des noyaux de pierres qui sont toujours peu dures.

Quand il existe en même temps une pierre, il faut, à moins de contre-indication particulière, commencer par en débarrasser la vessie, soit avec des instruments lithotribes évacuatoires, soit avec mes sondes évacuatoires à double courant (*loc. cit.*, p. 370 et suiv.). J'en donne ici le dernier modèle (fig. 4).

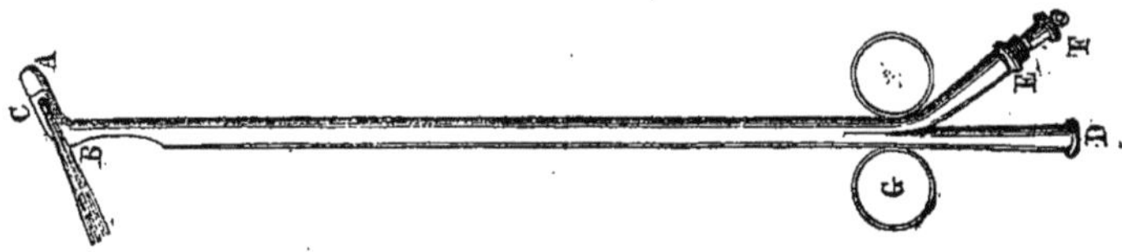

Fig. 4.

Mes opérations, depuis la publication de ce travail, ont été
assez nombreuses et n'ont fait que confirmer les idées que
j'y expose. J'ai essayé contre ces placages les injections
d'acide phénique, et je ne leur ai reconnu d'autre propriété
que celle de désinfecter l'urine, qui est toujours plus ou
moins fétide en pareil cas. L'instrument que voici (fig. 5)

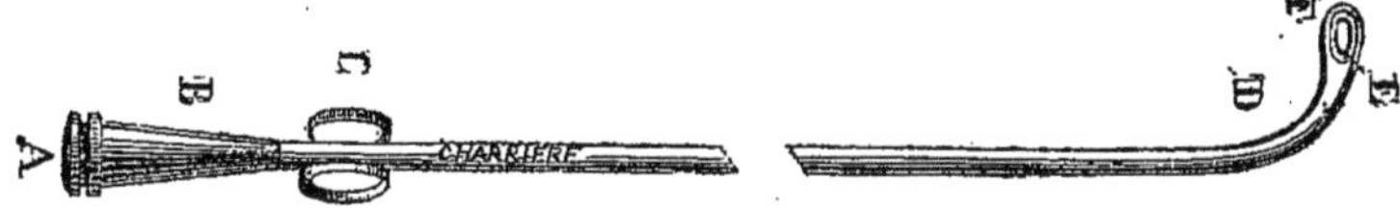

Fig. 5.

m'a plusieurs fois servi, non-seulement à reconnaître, mais
encore à détacher les plaques phosphatiques en promenant
doucement son bec sur elles d'un côté à l'autre ; le noyau C
en est un exemple. M. Reliquet pense avoir accéléré leur
chute au moyen de courants électriques continus qui per-
mettaient de dilater brusquement la vessie. Je ferai remar-
quer que cette extension se fait par le déplissement des
anfractuosités intermédiaires aux mamelons formés par la
muqueuse enflammée, tandis que c'est presque uniquement
sur les sommets de ces mamelons qu'on rencontre les
couches calcaires. Il importe que ces plaques ne se détachent pas trop vite : j'ai vu leur chute, même spontanée,
accompagnée d'hémorrhagies abondantes et suivie de symptômes généraux annonçant une infection urineuse. Du reste,
après leur chute provoquée, dont je n'ai jamais eu à me re-
pentir, je fais presque toujours une injection nitratée à dose
modérée.

Ces injections agissent en modifiant avantageusement la
muqueuse malade, et c'est sans doute ainsi qu'elles déter-

minent ou favorisent la chute des eschares incrustées de molécules salines.

Je ne saurais dire combien, employées judicieusement, elles peuvent rendre de services.

Je parlais, il n'y a qu'un instant, de ceux qu'elles m'ont rendus dans des cas où, sans elles, la lithotritie était impossible et la taille nécessaire par suite de la douleur suraiguë dont la vessie était le siége. J'en ai déjà publié plusieurs exemples parfaitement authentiques, quelques-uns même observés par MM. Smith, de Bruxelles, et Bron, de Lyon (*Sur les sédim., la grav. et la pierre*, p. 341).

Depuis ce temps, j'en ai recueilli plusieurs autres exemples, notamment à Batignolles, dans la clientèle de M. Martinelli, à la Maison de santé de la rue Oudinot, avec l'aide du frère Saint-François de Salles, et plusieurs fois avec le concours de M. le docteur M. Guillon. Bref, avec cette méthode, la taille sera bien rarement nécessaire et la lithotritie presque toujours efficace.

Je ne suis pas intéressé à faire prédominer une méthode sur l'autre, puisque j'ai à peu près autant contribué aux progrès de l'une que de l'autre; car, quelle que soit la hardiesse avec laquelle on a soutenu le contraire, c'est incontestablement à moi qu'est due la démonstration des avantages de la taille périnéale par dilatation sur celles qui l'ont précédée. Celui qui est parvenu à m'en dépouiller, à force de réclames, n'a eu sur moi d'autre avantage que celui d'avoir un service d'hôpital qui lui a permis de la pratiquer plus souvent que moi, de la pratiquer même beaucoup trop souvent, puisqu'il l'appliquait à des pierres on ne peut plus faciles à broyer, ou dont le volume aurait nécessité une autre opération. Aussi, de son propre aveu, plus d'un tiers de ses malades ne furent pas entièrement débarrassés. (Voy. l'ouv. précéd. p. 507.) Depuis plusieurs années que je suis en possession des ressources que la méditation et l'expérience m'ont suggérées, quand je vois combien d'efforts on a faits néanmoins pour faire presque reprendre à la taille son ancienne prédominance, je ne puis qu'être stupéfait.

2270 — PARIS. TYPOGRAPHIE ET LITHOGRAPHIE FÉLIX MALTESTE ET Cie,
rue des Deux-Portes-Saint-Sauveur, 22.

ABEILLE. Traitement des maladies chroniques de l'utérus. Guérison radicale des déviations, inflexions et déplacements jusqu'ici réputés incurables par une nouvelle méthode exempte de tout danger. 2e édition, revue, corrigée et considérablement augmentée. 1 vol. in-8 avec figures intercalées dans le texte. 1877. 10 fr.

ABEILLE. Traité des maladies à urines albumineuses et sucrées ou de l'albuminerie et du diabète sucré dans leurs rapports avec les maladies. 1 vol. in-8 avec figures intercalées dans le texte. 1863. 8 fr.

AFFRE. De l'opération de la hernie étranglée, sans ouverture du sac. In-8 de 125 pages. 1876. 3 fr.

ATGIER. Études hygiéniques sur les propriétés organoleptiques des eaux potables. In-8 de 64 pages. 1876. 1 fr. 50

ALLINGHAM (W.). Maladies du rectum, diagnostic et traitement. Ouvrage traduit et annoté par le docteur G. Poinsot, précédé d'une introduction par M. le professeur Courty. 1 vol. in-8.

ARMAIGNAC. De la greffe animale et de ses applications à la chirurgie. In-8 de 158 pages avec 2 planches. 1876. 3 fr. 50

ARMINGAUD. Sur une névrose vaso-motrice se rattachant à l'état hystérique, entièrement guérie par l'emploi des courants intermittents. In-8 de 50 pages. 1876. 1 fr. 50

ARNULPHY. Étude sur les anomalies de la dent de sagesse inférieure. In-8. 1876. 2 fr.

AUDIBERT. Essai sur le rôle du sang dans le phénomène de la généralisation du cancer de l'estomac. In-8 de 66 pages. 1877. 1 fr. 50

AUGER. De la lymphadénite péri-utérine (phlegmon des ligaments larges), historique et pathogénie. In-8 de 92 pages. 1876. 2 fr.

BALME. De l'épididymite syphilitique, précédée de quelques considérations sur les périodes secondaire et tertiaire. In-8 de 88 pages. 1876. 2 fr. 50

BARELLA. Clinique médicale des affections du cœur et de l'aorte. Observations de médecine pratique traduites de l'anglais. Tome II, 1er fasc., 1876. 1 fr. 50

BARRAULT. De la splénotomie chez l'homme, avec une étude sur la physiologie de la rate, d'après un récent mémoire de M. Ch. ROBIN, et une nouvelle observation de splénotomie pratiquée avec succès par M. le docteur PÉAN (1876). In-8 de 76 pages. 1876. 2 fr.

BAUDIN. De l'hygiène dans les lésions organiques du cœur compensées. In-8 de 72 pages. 1876. 2 fr

BAUZON. Du sevrage. In-8 de 72 pages. 1877. 2 fr.

BENOIST DE LA GRANDIÈRE. Notions d'hygiène à l'usage des instituteurs et des élèves des écoles normales primaires. 1 vol. in-18. 1877. 1 fr. 50

BERTHOLON. De la vitalité des races du nord dans les pays chauds exempts d'impaludisme. In-8 de 96 pages. 1877. 2 fr.

BÉTOUS. Étude sur le tabès dorsal spasmodique. In-8 de 47 pages. 1876. 1 fr. 25

BEZ. De la contemporanéité des fièvres éruptives et de leur coexistence avec la fièvre typhoïde chez le même individu. 1 vol. in-8. 1877. 5 fr.

BILLAUDEAU. Hygiène populaire. Conférences faites à la Société d'horticulture et de petite culture de Soissons, à l'usage des ouvriers, des instituteurs et des gens du monde. 1 vol. in-8. 1876. 2 fr.

BLAS. De l'acide salicylique, son emploi en médecine et en pharmacie, en hygiène domestique et en industrie. In-8 de 36 pages. 1876. 1 fr. 50

BODÉ. Étude clinique sur la septicémie puerpérale. In-8 de 56 pages. 1877. 1 fr. 50

BOISSIER. **Des différents procédés de trachéotomie dans le croup** et plus particulièrement de la trachéotomie en un seul temps. In-8 de 102 pages avec 11 figures dans le texte. 1877.   2 fr. 50

BOS. **De la dilatation rapide des rétrécissements de l'urèthre.** In-8 avec une planche. 1877.   2 fr.

BOULOUMIÉ. **De la goutte, étiologie, formes, périodes, transformations et manifestations primordiales.** In-8 de 29 pages. 1876.   1 fr.

BOULOUMIÉ. **Discussion sur l'albuminurie et son traitement hydriatique.** In-8 de 48 pages. 1876.   1 fr. 25

BOURNEVILLE. **Recherches cliniques et thérapeutiques sur l'épilepsie et l'hystérie**; compte rendu des observations recueillies à la Salpêtrière de 1872 à 1876. 1 vol. in-8 avec 3 planches. 1876.   4 fr.

BOYRON. **Étude sur la ladrerie chez l'homme comparée à cette affection chez le porc.** In-8 de 80 pages. 1876.   2 fr.

BOZEMANN. **Du traitement des fistules vésico-vaginales.** In-8 de 12 pages. 1876.   0 fr. 50

BROCHARD. **Guide pratique de la jeune mère ou l'éducation du nouveau-né.** 1 vol. in-12. 1874.   2 fr.

BROCHARD. **De l'allaitement maternel** étudié au point de vue de la mère, de l'enfant et de la société. 1 vol. in-12. 1874.   2 fr.

BROCHARD. **L'ouvrière mère de famille.** 1 vol. in-12.   0 fr. 50

BROCHARD. **La vérité sur les enfants trouvés.** 1 vol. in-12. 1876.   3 fr. 50

BROCHARD. **Manuel pratique du sevrage, guide des mères et des nourrices.** 1 vol. in-12. 1876.   1 fr. 50

BROCHARD. **Des bains de mer chez les enfants.** 2e édition. 1 vol. in-12 avec figures dans le texte. 1876.   2 fr. 50

BUCH et fils et MEISSNER. **Les vignes américaines.** Catalogue illustré et descriptif avec de brèves indications sur leur culture. Ouvrage traduit par L. BAZILLE, revu et annoté par J. PLANCHON. 1 vol. grand in-8 avec figures dans le texte. 1876. 4 fr.

CARLET. **Essai sur le morphinisme aigu et chronique.** Étude expérimentale et clinique sur l'action physiologique de la morphine. In-8 de 80 pages. 1877. 2 fr.

CANTANI. Professeur et directeur de clinique médicale à l'Université royale de Naples. **Le diabète sucré et son traitement diététique.** Ouvrage traduit et annoté par le docteur H. CHARVET. 1 vol. in-8 de 467 pages et 3 planches. 1876.   8 fr.
    Cartonné.   9 fr.

CARTIER. **Quelques considérations** sur la symptomatologie et la nature de la chorée. In-8 de 58 pages. 1876.   1 fr. 50

CASABIANCA. **Des affections de la cloison des fosses nasales.** In-8 de 80 pages. 1876.   2 fr.

CHAMARD. **Chirurgie utérine.** De la rétroversion et de la rétroflexion de l'utérus, de leurs traitements. In-8 de 84 pages. 1876.   2 fr.

CHAMOIN. **De la valeur de la cautérisation modificatrice** appliquée au traitement de la tumeur et de la fistule lacrymales. In-8 de 73 pages. 1876.   2 fr.

CHARCOT, professeur à la Faculté de médecine de Paris, médecin de l'hospice de la Salpêtrière. **Leçons sur le système nerveux**; recueillies et publiées par le docteur BOURNEVILLE. 1875. 2e édition, revue et augmentée, tome Ier, 1 vol. in-8 avec 9 planches en chromolithographie, une eau forte et 27 figures intercalées dans le texte. 12 fr. Cartonné.   13 fr.

Tome II, 1er fascicule. **Anomalie de l'ataxie locomotrice.** In-8 avec 1 planche.
    — 2e fascicule. **De la compression lente de la moelle épinière** avec 2 planches. Prix de chaque fascicule.   2 fr.

    — 3e fascicule. **Amyotrophies.** In-8 avec 2 planches. 1874.   4 fr.

    — 4e fascicule. **Tabès dorsal spasmodique, paraplégies urinaires,** hémichorée post-hémiplégique, vertige de Ménière; épilepsie partielle d'origine syphilitique; Appendice. In-8 de 225 pages, avec 5 planches. 1877.   5 fr.

CHARCOT. **Leçons sur les localisations dans les maladies du cerveau,** faites à la Faculté de médecine de Paris (1875); recueillies et publiées par le docteur BOURNEVILLE. 1er fascicule. 1 vol. in-8 avec 45 figures intercalées dans le texte. 1876. 5 fr.

CHARLES. **Mémoire sur la nature et le traitement des convulsions des femmes enceintes et en couches.** In-8 de 100 pages. 1876. 2 fr. 50

CHESNEL. **Étude clinique sur le cancer latent de l'estomac.** In-8 de 116 pages. 1877. 2 fr. 50

CHOPARD. **Contribution du tétanos,** étiologie, température, traitement par le chloral. In-8 de 100 pages. 1876. 2 fr. 50

CLAPARÈDE. **Tableaux synoptiques de la presbyopie à tous les âges.** In-8. 1876. 0 fr. 50

CONTAMIN. **Étude sur les hémorrhagies** qui surviennent pendant les suites de couches. In-8 de 111 pages. 1876. 2 fr. 50

CORLIEU. **L'ancienne Faculté de médecine de Paris.** 1 volume petit in-8. de 283 pages. 1877. 5 fr.

CAUVY. **De l'action de l'air sur les plaies** au point de vue historique et doctrinal. In-8 de 60 pages. 1876. 1 fr. 50

CRISTOFARI. **Du traitement chirurgical des hémorrhoïdes** et en particulier de la dilatation forcée. In-8 de 39 pages. 1876. 1 fr. 50

DARRASSE. **Contribution à l'étude du lymphadénome.** In-8 de 77 pages. 1876. 2 fr.

DEBOUT. **Les causes de la gravelle et de la pierre** étudiées à Contrexéville pendant neuf années de pratique médicale. 1 vol. in-8 de 138 pages avec 32 figures dans le texte. 1876. 3 fr.

DELAUNAY. **Étude sur le cloisonnement transversal du vagin complet et incomplet,** d'origine congénitale. In-8 de 128 pages. 1877. 3 fr.

DEMARQUAY. **Maladies chirurgicales du pénis.** Ouvrage publié par les docteurs G. VŒLKER et CYR. 1 vol. in-8 avec figures dans le texte et 4 planches en chromo-lithographie. 1877. Broché, 11 fr. Cartonné. 12 fr.

DEMARQUAY et SAINT-VEL. **Traité clinique des maladies de l'utérus.** 1 vol. in-8 avec figures intercalées dans le texte. 1876. 10 fr.
Cartonné. 11 fr.

DENY. **De la fracture du péroné,** avec déchirure du ligament latéral interne. In-8 de 45 pages. 1876. 1 fr. 50

DEPAUL, professeur de clinique d'accouchements à la Faculté de médecine de Paris, etc. **Étude sur une forme insolite** que peut prendre l'utérus pendant la grossesse, et qui a été incomplétement décrite sous les noms de développement sacciforme de la paroi postérieure de l'utérus, de rétroversion partielle de cet organe, ou confondue avec la rétroversion utérine. In-8 de 76 pages. 1876. 2 fr.

DELFAU. **Gravelle urinaire.** De son traitement par les eaux minérales. In-8 de 38 pages. 1876. 1 fr. 25

DESBROSSES. **De l'anesthésie dans l'hémiplégie hystérique.** In-8 de 76 pages. 1876. 2 fr.

DEVINS. **Étude sur le traitement des métrorrhagies** en général et spécialement sur les cautérisations intra-utérines. In-8 de 83 pages. 1876. 2 fr.

DROUIN (A.). **De la pupille, anatomie, physiologie, sémiologie.** 1 vol. in-8 de 389 pages avec 8 figures dans le texte. 1876. 7 fr.

DUBUC. **De l'utilité de la sonde à demeure dans le traitement de certains rétrécissements de l'urèthre.** In-8. 1876. 1 fr.

DUHOURCAU. **La sulfurométrie** appliquée aux sources de Cauterets. In-8 de 100 pages. 1876. 2 fr. 50

DUFOUR. **Note sur les altérations du cœur, du foie, des reins, etc.,** chez les aliénés. In-8 de 50 pages. 1876. 1 fr.

DUPAU. **Essai sur l'ictère grave.** In-8 de 55 pages. 1876. 1 fr. 50

DURAND-DURIEU. Le livre de la mère et de l'enfant. 1 vol. in-12 de 144 pages. 1876.   2 fr.

ESBACH. Modifications de la phalangette dans la sueur, le rachitisme et l'hippocratisme. In-8 de 158 pages avec 60 figures dans le texte. 1876. 3 fr. 50

FÉA. De l'intelligence, par M. H. TAINE. In-8 de 80 pages. 1876.   2 fr.

FÉA. Étude sur la transmission des bruits respiratoires dans les grands épanchements pleurétiques. In-8 de 47 pages. 1876.   1 fr. 50

FÉLIX. Études sur les hôpitaux et les maternités, avec croquis, plans, devis, etc., par M. Liévin-Besson, etc. In-8 de 64 pages. 1876.   2 fr.

FIQUET. Essai sur l'esthiomène (de la région vulvo-anale). In-8 de 72 pages. 1876.   2 fr.

FONSARD. De l'empoisonnement par la nicotine et le tabac. In-8 de 104 pages. 1876.   2 fr. 50

FOURESTIÉ. Étude sur les différents traitements des abcès ossifluents externes suivie de l'exposition d'un procédé particulier de la méthode des caustiques appliqués aux abcès ossifluents externes volumineux. In-8 de 80 pages. 1876.   2 fr.

GALLOIS. Recherches sur la question de l'innocuité du lait provenant des nourrices syphilitiques. In-8 de 68 pages. 1877.   2 fr.

GARD. De la réfraction oculaire et de l'anisométropie. In-8 de 120 pages avec figures dans le texte. 1877.   3 fr.

GAUDERON. De la péritonite idiopathique aiguë des enfants, de sa terminaison par suppuration et par évacuation du pus à travers l'ombilic. In-8 de 100 pages. 1876.   2 fr. 50

GELLÉ. Signe nouveau indiquant la respiration du nouveau-né tiré de l'inspection de l'oreille. In-8 de 76 pages avec 6 planches en chromolithographie. 1876.   3 fr. 50

GELLÉ. De l'exploration de la sensibilité acoustique au moyen du tube inter-auriculaire. In-8 de 28 pages et 1 planche. 1877.   1 fr.

GENEVOIX. Essai sur les variations de l'urée et de l'acide urique dans les maladies du foie. In-8 de 107 pages. 1876.   2 fr. 50

GERARD. Traité pratique des maladies de l'appareil génital de la femme; avec une notice sur la stérilité et le moyen d'y remédier par la fécondation artificielle. 1 vol. In-12. 1877.   5 fr.

GLÉNARD (F.). Étude physiologique sur le souffle maternel et la paroi abdominale des femmes enceintes. In-8 de 32 pages avec figures dans le texte. 1876.   1 fr. 25

GLÉNARD. Sur la localisation définitive du souffle maternel de la grossesse. In-8. 1876.   1 fr.

GOIZET. Hygiène du vêtement. Étude sur les moyens d'éviter les maladies par le choix d'un vêtement hygiénique. 2e édition in-8 de 48 pages. 1876.   1 fr. 50

GOSSELIN. Du pansement des plaies. In-8. 1877.   1 fr.

GOURRAUD. Le traitement thermal à Bagnères-de-Luchon; historique des Thermes, promenades et distractions, principales excursions, conseils aux malades, etc. 1 vol. in-18. 1876.   3 fr.

GRIZOU. Du drainage de l'œil au point de vue de la physiologie et de la thérapeutique oculaires. In-8 de 87 pages et 8 planches. 1877.   3 fr.

GUBLER, professeur à la Faculté de médecine de Paris, etc. **Leçons de thérapeutique** faites à la Faculté de médecine de Paris, recueillies et publiées par le docteur Leblanc. 1 vol. in-8. 1877.   10 fr.

GUDDEN. Recherches expérimentales sur la croissance du crâne. Ouvrage traduit de l'allemand par le docteur Forel. 1 vol. in-4 avec 11 planches photographiques reproduites par la phototypie. 1876.   12 fr.

GUENEAU DE MUSSY (Noël). Recherches historiques et critiques sur l'étiologie et la prophylaxie de la fièvre typhoïde. In-8 de 126 pages. 1877.   3 fr.

GUÉNEAU DE MUSSY (Noël). **Étude de la transmission des sons à travers les liquides endo-pleurétiques de différentes natures**, par le docteur Baccelli, de Rome, suivie de quelques considérations sur les signes physiques de la pleurésie. In-8 de 40 pages. 1876. 1 fr. 50

GUÉNEAU DE MUSSY (Noël). **Notes et impressions d'un voyage dans les trois royaumes**, écrites au courant du crayon. In-8 de 64 pages. 1876. 1 fr. 50

GUÉRIN (H.). **Contribution à l'étude de la chorée.** In-8 de 64 pages. 1876. 1 fr. 50

GUILLEMET. **Contribution à l'étude de l'hydramnios.** In-8 de 84 pages. 1876. 2 fr.

GUILLAND. **Des manifestations du rhumatisme sur l'urèthre et la vessie.** In-8 de 55 pages. 1876. 1 fr 50

GUTTMANN (Paul). **Traité du diagnostic des maladies des organes thoraciques et abdominaux**, comprenant la description des méthodes cliniques d'exploration applicables à ces organes, suivi d'un appendice sur la laryncoscopie. Ouvrage traduit de l'allemand, par le docteur HAHN. 1 vol. in-12. 1877. 7 fr.

GUYARD. **Étude sur la fièvre typhoïde à rechute.** In-8 de 128 pages. 1877. 3 fr.

HALMAGRAND. **Étude clinique sur deux cas de goutte saturnine.** In-8 de 78 pages avec 2 planches. 1876. 2 fr. 50

HECQUET. **Recherches cliniques** sur l'emploi du sesquibromure de fer contre la spermatorrhée. In-12 de 87 pages. 1877. 2 fr.

HERLANT. **Étude sur les principaux produits résineux de la famille des conifères.** In-8 de 82 pages. 1876. 2 fr.

HEYDENDREICH. **Des fractures de l'extrémité supérieure du tibia.** In-8 de 130 pages avec 2 planches. 1877. 3 fr.

HIRNE. **De la fluxion ou congestion pulmonaire simple chez les enfants.** In-8 de 72 pages. 1876. 2 fr.

HOSTEING. **Essai sur la syncope.** Recherches cliniques et expérimentales. In-8 de 96 pages avec figures dans le texte. 1877. 2 fr. 50

HUGON. **Recherches sur les causes de l'épilepsie et des convulsions épileptiformes.** In-8 de 79 pages. 1876. 2 fr.

HUGONNEAU. **Étude clinique sur la glossite interstitielle syphilitique.** In-8. 1876. 1 fr. 50

HUXLEY (Th. H.) **Éléments d'anatomie comparée des animaux invertébrés**, ouvrage traduit de l'anglais par le docteur G. DARIN, avec une préface, des notes et un chapitre sur les principes généraux de la biologie, par M. le professeur GIARD. 1 vol. in-12, avec 156 figures intercalées dans le texte. 1877. 6 fr.

ISZENARD. **Étude sur les parotidites.** In-8 de 112 pages. 1876. 3 fr.

JACCOUD, professeur à la Faculté de médecine de Paris, médecin de l'hôpital Lariboisière. **Traité de pathologie interne.** 2 forts volumes in-8 avec 37 planches en chromolithographie. 5e édition revue et augmentée. 1877. 32 fr. Cart. 34 fr. 50

JACCOUD. **Traité de pathologie interne.** Appendice aux quatre premières éditions. 1 vol. in-8 avec 4 planches en chromolithographie. 1877. 7 fr. Cart. 8 fr.

JACCOUD. **Leçon d'ouverture du cours de pathologie médicale** (31 janvier 1877). In-8. 50 c.

KOMOROWSKI. **Des injections intra-utérines et de leurs indications** dans les suites de couches. In-8 de 48 pages. 1876. 1 fr. 50

KUBORN et JACQUES. **De l'assainissement rapide et complet des champs de bataille** et des grands milieux épidémiques. In-8 avec 1 planche. 1876. 1 fr.

LABBÉ. **De la fuchsine et du vin fuchsiné.** In-8 de 36 pages. 1876. 1 fr

LADMIRAL. **Des altérations du système utérin** et particulièrement des règles chez les phthisiques. In-8 de 57 pages. 1876. 1 fr. 50

LAGOANÈRE. **Essai sur les angines rhumatismales et goutteuses.** In-8 de 55 pages. 1876. 1 fr. 50

LACROIX. Étude sur les déviations de l'utérus à l'état de vacuité. In-8 de 98 pages. 1877. 2 fr. 50

LAMBERT. De la metro-péritonite puerpérale. In-8 de 146 pages. 1877. 3 fr.

LANCEREAUX, professeur agrégé à la Faculté de médecine de Paris, médecin des hôpitaux, etc. **Traité d'anatomie pathologique,** tome Ier. Anatomie pathologique générale. 1 fort volume in-8 de 838 pages avec 267 figures intercalées dans le texte. 1877. 20 fr. Cartonné. 21 fr.

LANDOLT. L'introduction du système métrique dans l'ophthalmologie. In-8 de 57 pages avec figures. 1876. 1 fr. 50

LANGLEBERT. De la dilatation médiate, nouveau mode de dilatation lente et progressive appliqué au traitement des rétrécissements de l'urèthre d'origine inflammatoire ou blennorrhagique. In-8 de 16 pages. 1876. 0 fr. 50

LE DOUBLE. Du kleisis génital et principalement de l'occlusion vaginale et vulvaire dans les fistules uro-génitales. 1 vol. in-8 de 248 pages. 1876. 6 fr.

LEFEBVRE (Louis). Des paralysies traumatiques des membres inférieurs, consécutives à l'accouchement laborieux. In-8 de 57 pages. 1876. 1 fr. 50

LENTZ. Histoire des progrès de la médecine mentale depuis le commencement du XIXe siècle jusqu'à nos jours. 1 vol. in-8. 1877. 4 fr.

LESCALMEL. Les eaux de Gréoult, dans le traitement de la phthisie pulmonaire. In-8. 1876. 0 fr. 50

LONGUET. De l'influence des maladies du foie sur la marche des traumatismes. In-8. 122 pages. 1877. 2 fr. 50

LUIGI. Contribution à l'histoire de l'hémorrhagie consécutive à l'extraction des dents. In-8 de 52 pages. 1876. 1 fr. 50

MAGNAN. Contribution à l'étude des kystes hydatiques du foie, diagnostic et traitement. In-8 de 122 pages. 1877. 3 fr.

MAGNIN (A.). Recherches géologiques, botaniques et statistiques sur l'impaludisme dans les Dombes et le miasme paludéen. In-8 de 120 pages avec 1 planche. 3 fr. 50

MANOUVRIEZ. Recherches sur les troubles de la sensibilité dans la contracture idiopathique des extrémités. In-8. 1877. 1 fr. 25

MARTY. Des accidents gravido-cardiaques. In-8 de 108 pages. 1876. 2 fr. 50

MASSE. Dangers du traitement par la viande crue et de l'alimentation par la viande de bœuf saignante. In-8 de 20 pages. 1876. 1 fr.

MASSE. Des indications des différents modes de pansement des plaies après l'opération de la hernie étranglée. In-8 de 27 pages. 1876. 1 fr.

MAURIAC. Leçon sur les laryngopathies syphilitiques graves compliquées de phlegmon péri-laryngien. In-8 de 30 pages. 1876. 1 fr. 25

MAURIAC. Leçons sur l'herpès névralgique des organes génitaux. In-8 de 112 pages. 1877. 3 fr.

MAURIAC et BRISHABER. Des laryngopathies pendant les premières phases de la syphilis. In-8 de 70 pages. 1876. 2 fr.

MÉNIÈRE (d'Angers). Du traitement topique de l'endométrite à l'aide du graphidomètre ou pinceau utérin. In-8 de 15 pages. 1876. 0 fr. 50

MERCHIE. Guerre de 1870-71. Les secours aux blessés après la bataille de Sedan, avec documents officiels à l'appui. 1 vol. in-8 de 144 pages. 1876. 5 fr.

MEYER. De l'influence des émotions morales sur le développement des affections cutanées. In-8 de 55 pages. 1876. 1 fr. 50

MEYNIER. Étude des déviations de l'utérus gravide comme cause de dystocie. In-8 de 68 pages. 1876. 1 fr. 50

MICHALSKI. Du sevrage. Conseils à ma fille, aux jeunes mères et aux nourrices. In-8 de 47 pages. 1876. 1 fr. 25

MICHELON. De l'iritomie. In-8 de 79 pages avec figures dans le texte. 1876. 2 fr.

MIOT. **De la myringodectomie** ou perforation artificielle du tympan. In-8 de 169 pages avec 16 figures dans le texte. 1877.   2 fr. 50

MOIZARD. **Étude sur les cas de diphthérie** observés à l'hôpital Sainte-Eugénie pendant l'année 1876. In-8 de 67 pages. 1876.   1 fr. 50

MORA. **Des localisations spinales du rhumatisme.** In-8 de 74 pages. 1876. 1 fr. 50

MOREAU-WOLF. **Exposé pratique des différents procédés à employer pour faire cesser la rétention d'urine.** In-8 de 110 pages et 1 planche.   1 fr. 50

MOUSSAUD. **Précis pratique des maladies des organes génito-urinaires.** 1 vol. in-12 avec figures dans le texte. 1876.   5 fr.

MOUTON. **Des tumeurs hypertrophiques et vasculaires de l'urèthre chez la femme,** suivies d'un appendice sur les kystes du méat. In-8 de 40 pages. 1876.   1 fr. 50

NEBOUT. **Étude sur la grippe.** In-8 de 72 pages. 1876.   2 fr.

NETZEL. **Opération césarienne,** rendue nécessaire par un myome incarcéré dans le petit bassin. In-8 avec 9 figures dans le texte. 1876.   1 fr. 25

NOEL. **Étude générale sur les variations physiologiques des gaz du sang.** In-8 de 60 pages. 1876.   1 fr. 50

NOTTA. **Médecins et clients.** 2e édition. 1 vol. in-18 de 188 pages. 1876. 2 fr. 50

ORY. **Maladie de la peau.** Notes de thérapeutique recueillies aux cliniques dermatologiques de M. le professeur HARDY à l'hôpital Saint-Louis. In-8 de 40 pages. 1877.   1 fr. 25

PANAS et CHAMOIN. **Leçons sur les affections de l'appareil lacrymal** comprenant la glande lacrymale et les voies d'excrétion des larmes. 1 vol. in-8 avec figures dans le texte. 1877.   5 fr.

PARROT. **Note sur l'anatomie pathologique de la paralysie faciale des nouveau-nés, consécutive à l'application du forceps.** In-8. 1876. 0 fr. 75

PATÉZON. **Goutte et gravelle.** In-12 de 45 pages. 1876.   1 fr.

PERCEPIED. **De la mydriase.** In-8 de 79 pages. 1876.   2 fr.

PERRET (Simon). **De la trépanation dans les abcès des os et dans l'ostéite à forme névralgique.** In-8 de 89 pages. 1876.   2 fr.

PIVION. **Étude sur les troubles de l'intelligence, des penchants, de la sensibilité et de la motilité chez les épileptiques.** In-8 de 72 pages. 1876. 1 fr. 50

PLANCHON. **La question phylloxérique en 1876.** In-8. 1877.   1 fr. 50

POUILLET. **La spermatorrhée.** 1 vol. in-18. 1877.   3 fr. 50

POUILLET. **Essai médico-philosophique sur les formes, les causes, les signes, les conséquences et le traitement de l'onanisme chez la femme.** 2e édition, 1 vol. in-12. 1877.   2 fr. 50

POUYDEBAT. **De l'inspectorat des eaux minérales.** In-8 de 57 pages. 1876. 1 fr. 50

Programme des études pratiques de viticulture et d'ampélographie. In-8 de 35 pages avec 45 figures dans le texte. 1876.   1 fr.

Questionnaire pour le premier examen de doctorat. Recueil de séries d'examens subis récemment (en 1876) à la faculté de médecine de Paris. 1 vol. in-12. 1876.   1 fr. 50

POYET. **Des paralysies du larynx.** In-8 de 80 pages. 1877.   2 fr.

RAMOS de FONSECA. **Considérations générales sur les hydrocèles vaginales de l'adulte.** In-8 de 64 pages. 1876.   1 fr. 50

RAYMOND (F.). **Étude anatomique, physiologique et clinique sur l'hémichorée, l'hémianesthésie et les tremblements symptomatiques.** In-8 de 130 pages avec trois planches. 1876.   3 fr. 50

RECLUS. **Du tubercule, du testicule et de l'orchite tuberculeuse.** 1 vol. in-8 de 204 pages avec 5 planches. 1876.   5 fr.

Réformes à apporter dans l'enseignement pratique de l'anatomie. In-8 de 28 pages. 1876.   0 fr. 75

ROCHE. **Étude sur le mouvement de désassimilation chez le vieillard.** In-8 de 59 pages. 1876.   1 fr. 50

ROUDANOVSKI. **De la structure des racines des nerfs spinaux et du tissu nerveux dans les organes centraux de l'homme et de quelques animaux supérieurs.** 1 vol. in-8 avec atlas in-4° de 8 planches, contenant 72 photographies. 1876.   30 fr.

ROUVIN (Charles). **La tête humaine.** Études de phrénologie et de physiognomonie appliquées aux personnages célèbres de l'antiquité et des temps modernes. 1 vol. in-8 avec 75 figures intercalées dans le texte. 1877.   6 fr.

SALESSES. **Étude sur les tumeurs fibreuses péripelviennes.** In-8 de 78 pages. 1876.   2 fr.

SAINTE-MARIE. **Des différents modes d'exploration de l'œsophage.** In-8 de 48 pages. 1875.   1 fr. 50

SAPPEY, professeur d'anatomie à la Faculté de médecine de Paris, etc. **Traité d'anatomie descriptive,** avec figures intercalées dans le texte. 3° édition, revue et améliorée. 4 vol. in-8. 1876-1877. 60 fr. Cartonné.   65 fr.
    Quelques exemplaires sur papier vélin. Prix :   80 fr.

SAPPEY. **Atlas d'anatomie descriptive.** 1re partie. Ostéologie. — Arthrologie. 38 pl. Gr. in-8 jésus avec texte explicatif en regard. 1877. Pl. noires.   12 fr. 50
— Le même ouvrage colorié.   30 fr.

SAPPEY. **Atlas de anatomia descriptiva.** Primera parte. Osteologia. — Arthrologia. 38 laminas. Gr. in-8 jésus con texto explicativo enfrente. 1877. Laminas negras.   15 fr.
— La misma obra colorada.   30 fr.

SAPPEY. **Atlante d'anatomia discrittiva.** Parta prima. Osteologia. — Artrologia. 38 stampe. Gr. in-8 jésus, con testo descrittivo in fronte. 1877. Stampe nere.   15 fr.
— La stessa opera colorata.   30 fr.

SAPPEY. **Atlas of descriptive anatomy.** First part. Osteology. — Arthrology. 38 plates. Gr. in-8 jésus, with descriptive text opposite. 1877. Black plates.   15 fr.
— The same work, coloured.   30 fr.

SAVY. **Contribution à l'étude des éruptions de la conjonctive.** In-8 de 86 pages. 1876.   2 fr.

SEBEAUX. **Essai sur les contractures du col de la vessie.** In-8 de 78 pages. 1876.   2 fr.

SOLARI. **Conséquences individuelles et sociales de l'ulcère syphilitique,** avec quelques mots sur le traitement spécial. In-8 de 40 pages. 1877.   1 fr. 50

STANSKI. **De l'inutilité d'isoler les malades dans les hôpitaux.** In-8. 1876.   1 fr.

STIÉNON. **Action physiologique de la quinine sur la circulation du sang.** 1 vol. in-8 avec planches.   4 fr.

SUCHARD. **Notice sur les bains de Lavey.** In-8 de 46 pages. 1876.   1 fr. 50

TESTUT. **De la symétrie dans les affections de la peau.** Étude physiologique et clinique sur la solidarité des régions homologues et des organes pairs. 1 vol. in-8. 1877.   7 fr.

TISON. **Du rhumatisme pendant la grossesse.** In-8 de 53 pages. 1876. 1 fr. 50

TISSOT. **Des paralysies laryngées.** In-8 de 60 pages. 1876.   1 fr. 50

TRÉLAT. **Leçons de clinique chirurgicale** professées à l'hôpital de la Charité (1875-1876), recueillies et rédigées par le docteur CARTAZ. In-8. 1877.   3 fr.

VÉRITÉ. **Le psoriasis herpétique aux eaux de la Bourboule. Psoriasis superunguéal.** In-8 de 20 pages. 1876.   0 fr. 50

VIALLA et PLANCHON. **Les cépages américains** dans le département de l'Hérault pendant l'année 1876. In-8. 1877.   1 fr. 50.

WIDAL. **Étude clinique sur le traitement des épanchements pleurétiques par la ponction aspiratrice.** In-8 de 48 pages. 1877.   1 fr. 50

VIOLET. **Du pain.** In-8 de 86 pages. 1876.   2 fr.

WASSEIGE. **Du crochet mousse articulé.** In-8 de 29 pages avec 2 pl. 1876. 1 fr. 50

WOILLEZ. **Du spirophore.** Appareil de sauvetage dans le traitement de l'asphyxie et principalement de l'asphyxie des noyés et des nouveau-nés. In-8. 1876.   2 fr.

PARIS. — IMPRIMERIE DE E. MARTINET, RUE MIGNON, 2.